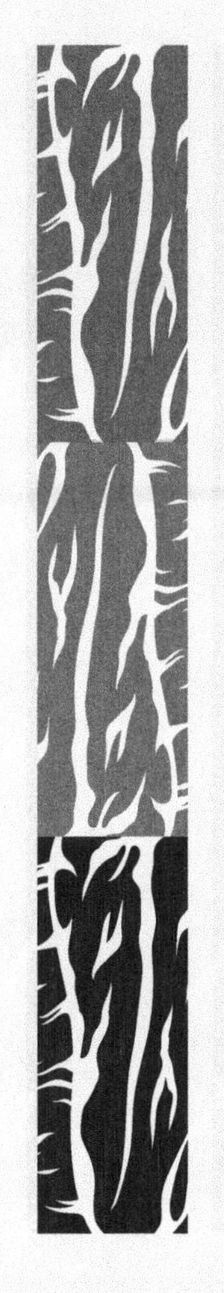

羊肉、鸭肉和狗肉的生理功效探究

张英君　著

化学工业出版社
·北京·

内容简介

本书主要探讨了羊肉、鸭肉和狗肉三种原料肉对大鼠的生理功效，包括对体温、消化系统、体重等生理特征的影响；对甲状腺轴激素、胰岛素和血糖水平的影响及三者相关性的研究；对血清 ADH、ALD 的影响及钾、钠水平和 ADH、ALD 相关性分析；对血清细胞因子以及免疫球蛋白的影响及相关性分析。书中最后应用 SELDI-TOF MS 技术分析了血清蛋白质指纹图谱。

本书可供从事食品加工研究的科研人员阅读，也可作为高等院校食品科学类专业师生的参考书。

图书在版编目（CIP）数据

羊肉、鸭肉和狗肉的生理功效探究/张英君著．—北京：化学工业出版社，2023．11

ISBN 978-7-122-44563-6

Ⅰ．①羊…　Ⅱ．①张…　Ⅲ．①羊肉-食品营养-研究②鸭肉-食品营养-研究③犬-肉制品-食品营养-研究　Ⅳ．①R151．3

中国国家版本馆 CIP 数据核字（2023）第 219671 号

责任编辑：彭爱铭　　文字编辑：张熙然

责任校对：李雨晴　　装帧设计：张　辉

出版发行：化学工业出版社

（北京市东城区青年湖南街 13 号　邮政编码 100011）

印　　装：北京科印技术咨询服务有限公司数码印刷分部

710mm×1000mm　1/16　印张 8¾　字数 108 千字

2024 年 3 月北京第 1 版第 1 次印刷

购书咨询：010-64518888　　售后服务：010-64518899

网　　址：http：//www.cip.com.cn

凡购买本书，如有缺损质量问题，本社销售中心负责调换。

定　　价：88.00 元

前言

食物对人体生理具有调节功能。几千年的中医实践和理论对中华民族的饮食健康具有重要意义。这些宝贵的文化传承需要现代生命科学的论证和解释才能进一步发扬光大。

我们从肉类科学的视角，选择具有鲜明代表的羊肉、鸭肉和狗肉作为研究对象，以大鼠作为实验动物，以现代生命科学技术作为手段，探明不同肉类食物对动物机体从宏观生理特征到微观生化代谢的差异，探求不同肉类食物影响机体的科学本质，指导人民群众科学选择肉食，对保证膳食健康具有重要意义。

本书阐述了饲喂添加一定量的羊肉、鸭肉或狗肉的日粮对大鼠部分生理体征的影响，分析大鼠血清下丘脑-垂体-甲状腺轴内分泌激素、水盐代谢指标、血清酶、代谢物、矿物元素、血清细胞因子和血清蛋白质指纹图谱的变化，探究羊肉、鸭肉和狗肉对机体基础代谢的影响，旨在阐明羊肉和狗肉性热、鸭肉性凉的生理机制和内在本质，为人们科学选择肉类食品提供理论依据。

本书的大部分实验是在南京农业大学徐幸莲教授和周光宏教授的指导下完成的。同时，感谢陈伟华、彭增起、黄明、吴菊清、李春保、余小领、刘登勇、王霞给予的大力支持和帮助！本书在出版过程中得到了化学工业出版社的支持，在此一并表示衷心的感谢。

本书可供从事食品加工研究的科研人员阅读，也可作为高等院校食品科学类专业师生的参考书。

由于时间仓促以及作者水平所限，书中难免存在疏漏与不当之处，敬请读者谅解并提出宝贵意见。

张英君　于南阳师范学院

2023 年 5 月

目录

第一章 绪论 /001

第二章 饲喂羊肉、鸭肉和狗肉日粮对大鼠生理体征的影响 /025

第三章 饲喂羊肉、鸭肉和狗肉日粮对大鼠内分泌和血糖水平的影响 /041

第一章

绪论

1.1 中医理论对羊肉、鸭肉和狗肉食用性质的论述

食品原料肉，如鸭肉、羊肉和狗肉，因品种不同对人的生理作用存在明显的差异，这种客观现象很早就被中国人所认知。中医理论认为，羊肉味甘性温热，有温中暖下、补肾助阳之效果。羊肉属大热之品，因此凡有发热、牙痛、口舌生疮、咳吐黄痰等上火症状的人都不宜食用。患有肝病、高血压、急性肠炎或其他感染性疾病的病人，以及普通人在发热期间也不宜食用。鸭肉味甘咸，性凉寒，具有滋五脏之阴、清虚劳之热、补血行水、养胃生津、清热健脾的作用，适用于体内有热上火、咽干口渴、发低热和粪便干燥的人食用，而素体虚寒，受凉引起的胃部冷痛、腹泻清稀，腰痛及寒性痛经者，应少食。狗肉则发热动火，生痰发渴，具有温肾助阳、温暖腰膝的作用，但凡阴虚内热、多痰多火者慎勿食之。

1.2 羊肉、鸭肉和狗肉的营养成分比较

羊肉、鸭肉和狗肉对人体作用的不同是由于它们所含的化学成分种类和数量的不同，用现代的食品营养学知识对羊肉、鸭肉和狗肉营养成分进行分析比较，可以发现它们营养成分的差别。

尽管羊肉、鸭肉和狗肉营养成分因品种、产地、饲养管理、部位，甚至季节的不同而发生一定变化，但这些因素都不会改变其“温热性”或者“寒凉性”的本质。因此，我们选取了羊后腿肉（河南）、鸭腿肉（江苏）和狗肉（广东）的瘦肉部分的营养成分进行比较。具体数据如下。

1.2.1 羊肉、鸭肉和狗肉中蛋白质、脂肪、水分以及矿物元素含量

从表 1-1 中可以看到羊肉、鸭肉和狗肉水分含量、蛋白质和脂肪含量相近；羊肉钾、镁和磷元素含量较多，铁、铜和硒含量较少；鸭肉中锰和铜元素含量较多，锌元素含量较少；狗肉中钙、铁和硒元素含量较多，而钾、镁和磷元素含量较少。

表 1-1 每 100g 羊肉、鸭肉和狗肉中蛋白质、脂肪、水分以及矿物元素的含量

类别	水分/g	蛋白质/g	脂肪/g	钾/mg	钠/mg	钙/mg	镁/mg	铁/mg	锰/mg	锌/mg	铜/mg	磷/μg	硒/μg
羊肉	73.6	18	6	275	64.4	7.8	19	1.8	0.03	3.22	0.08	158	8.6
鸭肉	75	15.5	7	191	69	6	14	2.2	0.06	1.33	0.21	122	12.25
狗肉	75.4	17.6	7	117	58	43	11	3.5	0.04	3.3	0.12	68	15.9

1.2.2 羊肉、鸭肉和狗肉中氨基酸的含量

具体数据见表 1-2。

表 1-2 每 100g 羊肉、鸭肉和狗肉中氨基酸含量 单位：mg

名称	鸭肉	羊肉	狗肉	名称	鸭肉	羊肉	狗肉
异亮氨酸(Ile)	651	828	611	组氨酸(His)	418	555	462
苏氨酸(Thr)	665	854	672	谷氨酸(Glu)	2317	2894	2714
精氨酸(Arg)	902	1136	1114	丝氨酸(Ser)	556	726	580
天冬氨酸(Asp)	1328	1702	1344	赖氨酸(Lys)	1247	1606	1357
脯氨酸(Pro)	708	692	951	胱氨酸(Cys)	203	318	126
亮氨酸(Leu)	1202	1464	1042	酪氨酸(Tyr)	593	595	460
苯丙氨酸(Phe)	603	589	798	缬氨酸(Val)	741	888	705
甘氨酸(Gly)	769	790	1464	丙氨酸(Ala)	876	1039	1066
色氨酸(Trp)	206	136	270	蛋氨酸(Met)	309	300	363

从表 1-2 中数据来看，与鸭肉和狗肉相比，羊肉蛋白质中异亮氨酸、亮氨酸、天冬氨酸、缬氨酸、苏氨酸、组氨酸、丝氨酸、赖氨酸和胱氨酸含量较多，色氨酸较少；与羊肉和狗肉相比，鸭肉中精氨酸、谷氨酸和丙氨酸较少；与鸭肉和羊肉相比，狗肉中天冬氨酸、谷氨酸、甘氨酸含量较高，而胱氨酸和酪氨酸较少。

1.2.3 羊肉、鸭肉和狗肉脂肪组织脂肪酸含量

具体数据见表 1-3。从表 1-3 可以看到：羊肉中饱和脂肪酸含量较多特别是 C16∶0 和 C18∶0，多不饱和脂肪酸较少，不饱和脂肪酸总量较低；鸭肉中饱和脂肪酸总量较少；狗肉中多不饱和脂肪酸含量较高。含饱和脂肪酸多则熔点和凝固点高，脂肪组织比较硬，含不饱和脂肪酸多则比较软。因此，羊肉脂肪比鸭肉和狗肉的脂肪熔点和凝固点高且较硬。

表 1-3 羊肉、鸭肉和狗肉脂肪中一些脂肪酸占总脂肪酸的百分比

单位：%

脂肪酸	鸭肉	羊肉	狗肉
饱和脂肪酸	**27.34**	**46.7**	**31.5**
C14∶0	0.34	2.5	2.3
C16∶0	16.01	26.5	20.3

续表

脂肪酸	鸭肉	羊肉	狗肉
C18∶0	10.74	17.7	8.9
C20∶0	0.25		
单不饱和脂肪酸	**40.24**	**43.4**	**36.6**
C14∶1	1.3		
C16∶1	1.59		
C18∶1	37.0	43.4	36.6
C22∶1	0.35	—	
多不饱和脂肪酸	**19.45**	**4.8**	**26.8**
C18∶2	14.6	3.5	23.2
C18∶3	0.7	0.8	2.4
C20∶2	0.28	0.5	1.2
C20∶4	3.87		
共计	87.03	94.9	94.90

1.2.4 羊肉、鸭肉和狗肉中胆固醇和维生素含量的比较

从表1-4中可以看到，鸭肉中胆固醇和维生素 B_2 含量较高，维生素E的含量比羊肉中的高三倍。狗肉中维生素A、维生素 B_1 含量很高。

表1-4 每100g羊肉、鸭肉和狗肉中胆固醇和维生素含量

名称	鸭肉	羊肉	狗肉	名称	鸭肉	羊肉	狗肉
胆固醇/mg	121	89	73	维生素 B_1/mg	0.01	0.04	0.34
维生素A/μg	47	11	157	维生素 B_2/mg	0.34	0.13	0.28
尼克酸/mg	4.2	4.4	4.0	维生素E/mg	1.98	0.45	1.42

总体来看，羊肉、鸭肉和狗肉所含蛋白质、脂肪和水分差异不大。从矿物元素方面比较，羊肉钾、镁和磷元素含量较多，铁、铜和硒含量较少；鸭肉中锰和铜元素含量较多，锌元素含量较少；狗肉中钙、铁和硒元素含量较多，而钾、镁和磷元素含量较少。从氨基酸方面比较，羊肉蛋白质中精氨酸、亮氨酸、天冬氨酸、甘氨酸、谷氨

酸、赖氨酸含量较多，含硫氨基酸和色氨酸较少；鸭肉中天冬氨酸、谷氨酸较多；狗肉中谷氨酸、甘氨酸含量较高，而胱氨酸和色氨酸较少。从肉脂肪组织的脂肪酸构成上来看，羊肉中饱和脂肪酸含量较多，特别是C16：0和C18：0含量很高，多不饱和脂肪酸较少，不饱和脂肪酸总量较低；鸭肉中饱和脂肪酸总量较少；狗肉中多不饱和脂肪酸含量较高。

1.3 羊肉、鸭肉和狗肉部分营养成分的生理作用

羊肉、鸭肉和狗肉部分营养成分主要介绍如下。

1.3.1 锰

鸭肉中锰的含量较多，而狗肉和羊肉中锰含量较少（见表1-1）。锰在体内含量很少，但起着非常重要的作用。目前，已知锰参与多种酶的形成，影响酶的活性。体外试验证明有上百种酶可由锰激活，如水解酶、脱羧酶、激酶、转移酶、肽酶等。

锰与多种生理功能有关，锰缺乏可引起多种疾病，可影响骨骼的正常生长和发育。用缺锰日粮喂养雌性大鼠，所生幼鼠骨骼生长不成比例，四肢骨骼缩短，脊骨弯曲，颅骨也变形。豚鼠缺锰后，葡萄糖耐受异常，葡萄糖利用率下降，使胰岛素合成与分泌减少。也可见实验动物腹腔和肝脏的脂肪储存明显增加。锰在维持正常脑功能中必不可缺，与智力发展、思维、情感、行为均有一定关系。缺少时可引起神经衰弱综合征。癫痫患者、精神分裂症患者头发和血清中锰含量均低于正常人。

1.3.2 硒

鸭肉和狗肉中硒的含量比羊肉中的高（见表1-1）。硒有多种生理

功能：①抗氧化作用，体内抗氧化主要是依靠谷胱甘肽过氧化物酶，而谷胱甘肽过氧化物酶只在有硒的情况下才具有活性；②硒提高红细胞的携氧能力，在硒足够的情况下，血红细胞中的血红蛋白不会被氧化，血液的携氧能力强；③提高人体免疫机能，硒可以提高红细胞的携氧能力，为巨噬细胞提供足量的氧，使巨噬细胞完成杀死细菌的使命，有人发现牛经过补硒后，巨噬细胞的杀菌能力提高了3倍；④硒是天然的解毒剂，硒作为带负电荷的非金属离子，在生物体内可以与带正电荷的有害金属离子相结合，形成金属-硒-蛋白质复合物，把能诱发癌变的有害金属离子直接排出体外，或从胆汁分泌排出体外，消解了金属离子的毒性，起到解毒和排毒的作用。

1.3.3 含硫氨基酸

含硫氨基酸（sulfur amino acid，SAA）共有蛋氨酸、半胱氨酸和胱氨酸三种。

蛋氨酸中含有S甲基，可参与多种转甲基的反应，生成多种含甲基的生理活性物质。在腺苷转移酶催化下与ATP反应生成*S*-腺苷蛋氨酸（*S*-adenosyl methiomine，SAM)。SAM可在不同甲基转移酶(methyl transferase）的催化下，将甲基转移给各种甲基受体而形成许多甲基化合物，如肾上腺素、胆碱、甜菜碱、肉毒碱、肌酸等都是从SAM中获得甲基的。SAM是体内最主要的甲基供体。

含硫氨基酸经分解代谢可生成H_2S，H_2S氧化成为硫酸。半胱氨酸中的巯基亦可先氧化生成亚磺基，然后再生成硫酸。其中一部分以无机盐形式从尿中排出，一部分经活化生成3′-磷酸腺苷-5′-磷酸硫酸（3′-phosphoadenosine-5′-phosphosulfate，PAPS)，即活性硫酸根。PAPS的性质活泼，在肝脏的生物转化中有重要作用。例如类固醇激素可与PAPS结合成硫酸酯而被灭活，一些外源性酚类亦可形成硫酸酯而增加其溶解性以利于从尿中排出。此外，PAPS也可参与硫酸角质素及硫酸软骨素等硫酸氨基多糖的合成。

谷胱甘肽（glutathione，GSH）是一种含 γ-酰胺键的三肽，由谷氨酸、半胱氨酸及甘氨酸组成。GSH 在人体解毒、氨基酸转运及代谢中均有重要作用。GSH 的活性基团是其半胱氨酸残基上的巯基，GSH 有氧化型和还原型两种形式，可以互变。谷胱甘胱还原酶催化上面反应，辅酶为 NADPH，细胞中 GSH 与 GSSG（氧化型谷胱甘肽）的比例为 100∶1。GSH 可保护某些蛋白质及酶分子的巯基不被氧化，从而维持其生物活性。如红细胞中含有较多 GSH，对保护红细胞膜完整性及促使高铁血红蛋白还原为血红蛋白均有重要作用。此外，体内产生的过氧化物及自由基，亦可通过含硒的 GSH 过氧化物酶而被清除。

1.3.4　色氨酸

狗肉和鸭肉中色氨酸含量高于羊肉（见表 1-2）。色氨酸是人体所需的一种重要的氨基酸，对预防糙皮病、抑郁症，改善睡眠和调节情绪，有着很重要的作用。

色氨酸是化学物质 5-羟色胺的重要前体，能帮助调节情绪。节食导致血液中色氨酸水平下降，会降低脑部 5-羟色胺水平，引起抑郁、自责、激愤等不良情绪。加拿大研究人员发现，每天摄取 3 克色氨酸，可以增强人的自信心。研究小组将 98 名志愿者分成两组，一组每餐摄取 1 克色氨酸，持续 12 天；另一组为安慰剂对照组。12 天后，两组交换实验方式，再持续 12 天。在整个实验期间，所有志愿者每天都要完成一份问卷，以评估他们的情绪状态和行为。研究结果发现，摄取色氨酸后，人们的积极行为增加。

James B. Duke 等人在动物试验中观察到，一种名为色氨酸羟化酶-2（TPH_2）的特殊蛋白会影响小白鼠脑组织中的 5-羟色胺正常含量，而后者对于机体的精神健康至关重要：其含量的下降意味着脑神经细胞之间的相互联系出现异常，而这在临床上早已被证实是与抑郁症和其他精神性病变密切相关的。专家们随后对 48 位志愿者与

TPH_2 合成相关的基因进行了筛查，并对相应个体的正常及异常 TPH_2 活性进行了实验室测定。结果表明，该基因突变确实会导致 5-羟色胺合成及分泌的明显减少，下降幅度约为 80%。最后对 87 例严重抑郁症患者基因的检测结果再次证实，10%以上的患者都具有该基因突变，而非患者对照中携带该基因突变的仅为 1%。

色氨酸生成的 5-羟色胺，可中和肾上腺素和去甲肾上腺素的作用，并能改变睡眠持续时间。动物大脑中 5-羟色胺含量降低，会表现出行为异常，以及失眠等症状。在睡觉前吃点色氨酸含量高的食物，可以增加体内色氨酸的含量，从而产生更多的 5-羟色胺，使人更快进入睡眠状态。

1.3.5 脂肪酸

羊肉中饱和脂肪酸含量比鸭肉和狗肉中高，鸭肉和狗肉中不饱和脂肪酸含量比羊肉的高。脂肪酸是脂肪的基本单位，与维生素、氨基酸一样是人体最重要的营养素之一。在生物学上脂肪酸分为饱和脂肪酸和不饱和脂肪酸，不饱和脂肪酸又分为单不饱和脂肪酸和多不饱和脂肪酸。单不饱和脂肪酸能降低血清胆固醇和低密度脂蛋白胆固醇的含量，不改变高密度脂蛋白胆固醇（甚至会提高），从而预防和阻止脂肪团的形成，预防心血管疾病。而多不饱和脂肪酸包括亚油酸（C18∶2，ω-6 脂肪酸）和亚麻酸（C18∶3，ω-3 脂肪酸）等人体无法合成的必需脂肪酸。

1.3.6 维生素 E

鸭肉和狗肉中维生素 E 的含量比羊肉中的丰富。维生素 E 具有以下生理作用。

（1）预防心脑血管疾病。维生素 E 可降低血浆胆固醇水平、抑制平滑肌细胞增殖、抑制血小板粘连和聚集、强化前列腺环素的释放等，这些作用的整体效果是预防动脉粥样硬化，包括冠状动脉硬化和脑动脉硬化等。

（2）抗肿瘤。维生素 E 的抗肿瘤作用与其抗氧化性、调节免疫、诱导细胞凋亡等有关。

（3）防治糖尿病及其并发症。大剂量维生素 E 虽然没有降糖作用，但是可以降低脂质过氧化、清除自由基、纠正脂代谢紊乱、改善血小板与内皮功能等，从而起到防治糖尿病慢性并发症的作用。

（4）延缓阿尔茨海默病发生和中枢神经系统功能失调。

（5）维持正常的生殖功能。

1.3.7　胆固醇

鸭肉中胆固醇的含量高于羊肉和狗肉。胆固醇有三个主要生理功能。

（1）形成胆酸。胆汁产于肝脏而储存于胆囊内，经释放进入小肠与被消化的脂肪混合。胆汁的功能是将大颗粒的脂肪变成小颗粒，使其易于与小肠中的酶作用。在小肠尾部，85%～95%的胆汁被重新吸收入血，肝脏重新吸收胆酸使之不断循环，剩余的胆汁（5%～15%）随粪便排出体外。肝脏需产生新的胆酸来弥补这 5%～15%的损失，此时就需要胆固醇。

（2）构成细胞膜。胆固醇是构成细胞膜的重要组成成分。有人曾发现给动物喂食缺乏胆固醇的食物，结果这些动物的红细胞脆性增加，容易引起细胞的破裂。因此，可以想象要是没有胆固醇，细胞就无法维持正常的生理功能。

（3）合成激素。激素是协调多细胞机体中不同细胞代谢作用的化学信使，参与机体内各种物质的代谢，包括糖、蛋白质、脂肪、水和矿物质等的代谢，对维持人体正常的生理功能十分重要。人体的肾上腺皮质和性腺所释放的各种激素，如皮质醇、醛固酮、睾丸酮、雌二醇都属于类固醇激素，其前体物质就是胆固醇。

1.4 食物中的调节机体生理的信息

物质承载信息。不同的食物对人体的生理有不同的影响。中国人通过大量的实践，以中医阴阳理论为指导，按照食物对人体影响不同，对食物进行了分类。并在实际运用中，针对不同人的生理状况和特点，参考中医的配剂原则、方法和应用规律，配制食谱，以达到未病先防、既病防变、病愈防复的保健效果。

西方学者则把食物中能被吸收并用于增进健康的化学物质称为营养素（nutrient）。其营养功能包括：①供给热能；②构成机体组织成分；③调节生理功能。

营养素按化学性质通常分为六大类，即蛋白质、脂肪、糖类、维生素、无机盐和水。据营养素在代谢过程中是否产生热量，又可分为两大类：一类为产热营养素，如蛋白质、脂肪和糖类；另一类为非产热营养素，如维生素、矿物质和水。但并非所有营养素都同时具有上述三种功能，如蛋白质以构成机体组织为主，脂肪和糖类以供给机体能量为主，维生素则以调节代谢为主。食物所含的营养素各不相同，任何一种食物都不能在质和量上满足人类营养的全部需要，必须通过各种食物相互搭配方能达到合理营养的要求，否则对机体健康都会产生不良影响。

食物不仅为生命活动提供营养、能量，更重要的是食物通过调节细胞因子网络来调节免疫网络、信息传递网络和代谢网络，从而控制着机体的健康和生命活动。下面就食物、细胞因子和神经内分泌免疫之间的关系做一个阐述。

1.4.1 细胞因子

细胞因子（cytokine，CK）是一类能在细胞间传递信息、具有免疫调节和效应功能的蛋白质或小分子多肽。从分子结构来看，细胞因子都是小分子的多肽或者糖蛋白，多数由100个左右氨基酸组成，分子量在$6\times10^3\sim6\times10^4$之间。细胞因子在细胞之间传递信息，调节细胞的生理过程，提高机体的免疫力，在异常情况下也有可能引起发烧、炎症、休克等病理过程。细胞因子和内分泌激素不同，它们不由专门的腺体分泌，而是来自多种不同组织的细胞。这样一大类因子已发现的有上百种，统称为细胞因子，包括淋巴细胞产生的淋巴因子、单核细胞产生的单核因子、各种生长因子等。许多细胞因子是根据它们的功能命名的，如白细胞介素（IL）、干扰素（IFN）、集落刺激因子（CSF）、肿瘤坏死因子（TNF）、红细胞生成素（EPO）等。

细胞因子的作用方式：①自分泌作用；②旁分泌作用；③内分泌作用。

细胞因子的作用特点：多效性、重叠性、协同性、拮抗性和双重性。细胞因子都是通过与靶细胞表面的细胞因子受体特异结合后才能发挥其生物学效应，这些效应包括促进靶细胞的增殖和分化，增强抗感染和杀肿瘤细胞效应，促进或抑制其他细胞因子的合成，促进炎症过程，影响细胞代谢等。细胞因子的这些作用具有网络性的特点，即每种细胞因子可作用于多种细胞；每种细胞可受多种细胞因子的调节；不同细胞因子之间具有相互协同或相互制约的作用，由此构成了复杂的细胞因子免疫调节网络（见图1-1）。免疫细胞之间通过细胞因子相互刺激、彼此约束，对免疫系统进行调节。

1.4.1.1 促炎细胞因子

目前所了解的促炎细胞因子主要是：IL-1、IL-6、TNF-α、IL-12、INF-γ和IL-18。巨噬细胞是炎症反应的主要参与者之一，是促炎细胞因子的靶细胞，也是促炎细胞因子的主要分泌者之一。主要的促炎因子的种类和作用分述如下。

（1）IL-1　IL-1主要由巨噬细胞产生；此外几乎所有的有核细胞，如B细胞、NK细胞、体外培养的T细胞、角质细胞、树突状细

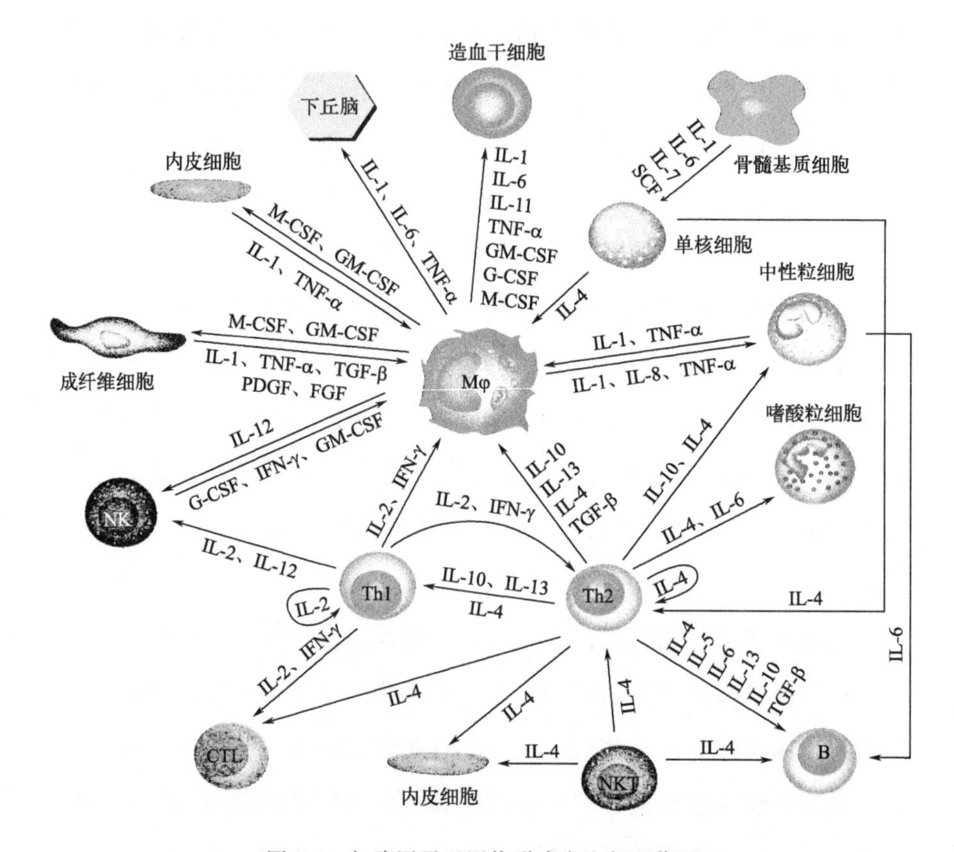

图 1-1　细胞因子以网络形式发生相互作用

M-CSF—巨噬细胞集落刺激因子；GM-CSF—粒细胞-巨噬细胞集落刺激因子；IL-1—白细胞介素-1；TNF-α—肿瘤坏死因子-α；G-CSF—粒细胞集落刺激因子；SCF—干细胞因子；IFN-γ—γ 干扰素；TGF-β—转化生长因子-β

胞、星形细胞、成纤维细胞、中性粒细胞、内皮细胞以及平滑肌细胞均可产生 IL-1。正常情况下只有皮肤、汗液和尿液中含有一定量的 IL-1，绝大多数细胞在受到外来抗原或丝裂原刺激后才能合成和分泌 IL-1。

IL-1 有两种不同的分子形式，一种称 IL-1α，由 159 个氨基酸组成；另一种称为 IL-1β，含 153 个氨基酸；两者由不同的基因分别编码。虽其氨基酸顺序仅有 26％的同源性，然而 IL-1α 和 IL-1β 以同样的亲和力结合于相同的细胞表面受体，发挥相同的生物学作用。

IL-1 受体（IL-1r）几乎存在于所有有核细胞表面，每个细胞的

IL-1r 数目不等，少则几十个（如 T 细胞），多则数千个（如成纤维细胞）。IL-1r 主要有两种类型：一种为 IL-1r1，其分子伸入胞浆内的肽链部分较长，起着传递活化信号的作用；另一种为 IL-1r2，胞内部分的肽段较短，不能有效地传递信号，而是将胞外部分的肽链释放到细胞外液中，以游离形式与 IL-1 结合，发挥反馈抑制作用。

局部低浓度的 IL-1 主要发挥免疫调节作用。

① 与抗原协同作用，可使 $CD4^+$ T 细胞活化，IL-2r 表达；

② 促进 B 细胞生长和分化，可使脾细胞的溶血空斑（PFC）数增加 100 倍，这说明 IL-1 也促进抗体的形成；

③ 促进单核-巨噬细胞等 APC（抗原呈递细胞）的抗原呈递能力；

④ 与 IL-2 或干扰素协同可以增强 NK 细胞活性；

⑤ 吸引中性粒细胞，引起炎症介质释放；

⑥ 可刺激多种不同的间质细胞释放蛋白分解酶并产生一些效应；例如类风湿关节炎的滑膜病变（胶原破坏、骨质重吸收等）就是由于关节囊内受刺激后活化并分泌 IL-1，使局部组织间质细胞分泌大量的前列腺素和胶原酶，分解滑膜所致；

⑦ IL-1 对软骨细胞、成纤维细胞和骨代谢也均有一定影响。

全身性作用动物实验证明，IL-1 的大量分泌或注射可以通过血液循环引起全身反应。

① 作用于下丘脑可引起发热，具有较强的致热作用。这种作用与细菌内毒素明显不同：IL-1 致热曲线为单向，潜伏期 200min 左右，而内毒素致热曲线为双向，潜伏期至少为 1h；IL-1 对热敏感，易被破坏，而内毒素耐热；给家兔反复注射内毒素可出现耐受，但对 IL-1 不会耐受。

② 刺激下丘脑释放促肾上腺皮质激素释放激素，使垂体释放促肾上腺激素。

③ 作用于肝细胞使其摄取氨基酸的能力增强，进而合成和分泌大量急性期蛋白，如 α2 巨球蛋白、纤维蛋白原、c-反应蛋白等。

④ 使骨髓细胞库的中性粒细胞释放到血液，并使之活化；增强其杀伤病原微生物的能力和游走能力。

⑤ 与 CSF 协同可提高骨髓造血干细胞增殖能力，使之形成巨大的集落；还可诱导骨髓基质细胞产生多种 CSF 并表达相应受体，从而促使造血细胞定向分化。

IL-6 可由多种细胞合成，包括活化的 T 细胞和 B 细胞、单核-巨噬细胞、内皮细胞、上皮细胞以及成纤维细胞等。人类 IL-6 基因位于第 7 号染色体上；IL-6 分子质量在 21～30kDa 之间，其差异是由肽链的糖基化和磷酸程度不同所致。IL-6 由 2 条糖蛋白链组成：1 条为 α 链，分子质量 80kDa；另 1 条为 β 链，分子质量 130kDa。α 链缺少胞内区，只能以低亲和性与 IL-6 结合，所形成的复合物迅即与高亲和性的 β 链结合，通过 β 链向细胞内传递信息。

IL-6 作用的靶细胞很多，包括巨噬细胞、肝细胞、静止的 T 细胞、活化的 B 细胞和浆细胞等。其生物效应也十分复杂：

① 促进 T 细胞表面 IL-2r 的表达，增强 IL-1 和 TNF 对 Th 细胞（辅助性 T 细胞）的致有丝分裂作用。

② 作为肝细胞刺激因子，在感染或外伤引起的急性炎症反应中诱导急性期反应蛋白的合成，其中以淀粉状蛋白 a 和 c-反应蛋白增加尤为明显。

③ 促进 B 细胞增殖、分化并产生抗体；多发性骨髓瘤的恶变 B 细胞既能产生 IL-6，又能对 IL-6 发生应答，提示 IL-6 可能作为这些细胞的自分泌性生长因子。

④ IL-6 还能有效地促进 TNF 和 IL-1 诱导的恶病质；促进糖皮质激素合成；刺激破骨细胞活性和角质细胞生长；还能促进骨髓造血的功能。IL-6 不能刺激相应细胞分泌其他细胞因子，在生理浓度下对免疫细胞的自分泌作用亦比较弱，其主要免疫学功能是加强其他细胞因子的效果。

（2）TNF　肿瘤坏死因子是由巨噬细胞分泌的一种小分子蛋白。

TNF-α 主要由单核-巨噬细胞分泌；TNF-β 主要由活化的 T 淋巴细胞分泌，两者有相似致热性。

人的 TNF-α 基因长约 2.76kb，小鼠为 2.78kb，结构非常相似，均由 4 个外显子和 3 个内含子组成，与 MHC（主要组织相容性复合体）基因群密切连锁，分别定位于第 6 对和第 17 对染色体上。

TNF-R 的分型：TNF-R 可分为两型：Ⅰ型 TNF-R，55kDa，CD120a，439 个氨基酸残基，此型受体可能在溶细胞活性上起主要作用；Ⅱ型 TNF-R，75kDa，CD120b，426 个氨基酸残基，此型受体可能与信号传递和 T 细胞增殖有关。两型 TNF-R 均包括胞膜外区、穿膜区和胞浆区三个部分，胞膜外区有 28% 的同源，但在胞浆区无同源性，可能与介导不同的信号转导途径有关。TNF-R 属于神经生长因子受体（NGFR）超家族。

TNF-α 与 TNF-β 的生物学作用极为相似，这可能与分子结构的相似性和受体的同一性有关。主要的生物活性如下：

① 杀伤或抑制肿瘤细胞，TNF 在体内、体外均能杀死某些肿瘤细胞，或抑制增殖作用；提高中性粒细胞的吞噬能力，促进过氧化物阴离子产生，刺激细胞脱颗粒和分泌髓过氧化物酶，从而刺激机体局部炎症反应，TNF-α 的这种诱导作用要比 TNF-β 为强。TNF 刺激单核细胞和巨噬细胞分泌 IL-1，并调节 MHCⅡ类抗原的表达。

② 抗感染。如抑制疟原虫生长，抑制病毒复制（如腺病毒Ⅱ型、疱疹病毒Ⅱ型），抑制病毒蛋白合成、病毒颗粒的产生和感染性，并可杀伤病毒感染细胞。

TNF 是一种内源性致热原，引起发热，并诱导肝细胞急性期蛋白的合成。TNF 引起发热可能是通过直接刺激下丘脑体温调节中枢和刺激巨噬细胞释放 IL-1 而引起，还可通过 IL-1、TNF-α 刺激其他细胞产生 IL-6，促进髓样白血病细胞向巨噬细胞分化，如促进髓样白血病细胞 ML-1、单核细胞白血病细胞 U937、早幼粒白血病细胞 HL60 的分化，但机理不清楚。TGF-β 可抑制 TNF-α 多种生物学活性，但不抑制TNF-α对髓样白血病细胞分化的诱导作用，甚至还有协同效应。

TNF-α促进细胞增殖和分化：TNF促进T细胞MHCⅠ类抗原表达，增强IL-2依赖的胸腺细胞、T细胞增殖能力，促进IL-2、CSF和IFN-γ等淋巴因子产生，增强有丝分裂原或外来抗原刺激B细胞的增殖和Ig分泌。

1.4.1.2 抗炎细胞因子

主要的抗炎细胞因子包括：IL-4、IL-10、IL-11和IL-13。

(1) IL-4　IL-4由抗原或丝裂原刺激的Th2细胞产生，活化的肥大细胞亦可产生IL-4。人IL-4基因位于第5号染色体上。成熟IL-4分子质量为18～19kDa的糖蛋白。IL-4的生物学活性包括以下几个方面：

① 促使抗原或丝裂原活化的B细胞分裂增殖；

② IL-4也是$CD4^+$T细胞的自分泌性生长因子；

③ IL-4不能刺激巨噬细胞增殖，但可增强巨噬细胞的功能；

④ IL-4与IL-3协同可维持和促进肥大细胞的增殖，在某些过敏反应性疾病中具有一定的意义。

(2) IL-10　IL-10的分子质量为35～40kDa，通常为二聚体；主要由Th2细胞产生，也可由单核细胞、角质细胞及活化的B细胞产生。IL-10能够抑制活化的T细胞产生细胞因子，特别是抑制Th1细胞产生IL-2和INF-γ等细胞因子，从而抑制细胞免疫应答。此外，IL-10还能抑制NK细胞活性，干扰NK细胞和巨噬细胞产生细胞因子；但可刺激B细胞分化增殖，促进抗体生成。

(3) IL-11　IL-11由骨髓基质细胞产生，分子质量约为23kDa，是造血微环境中一个多功能的调节因子。IL-11可刺激浆细胞增殖及T细胞依赖的B细胞发育；促进巨核细胞的形成及成熟，提高外周血血小板数目；与IL-3和IL-4协同作用刺激休止期造血干细胞的增殖；

影响红细胞的生成及分化；调节肝细胞血浆蛋白基因的表达，诱导急性期蛋白生成。

(4) IL-13　IL-13由Th2细胞产生，分子质量约10kDa；其基因位于第5号染色体上，与IL-4基因紧密连接。IL-13分子的氨基酸顺序与IL-4有20%～25%的同源性，在功能上也与IL-4有许多相似之处。IL-13可诱导单核细胞分化；抑制脂多糖诱导的单核因子分泌，控制炎症反应；协同IL-2刺激NK细胞产生INF，从而促进单核-巨噬细胞活化和Th1型细胞免疫反应。

人类免疫应答是一个高度复杂的调节系统和复杂的控制因子网络。在这个复杂的控制网络中，抗炎症细胞因子和特异性细胞因子的抑制因子是其重要的组成部分。在生理条件下，这些细胞因子的抑制因子用作免疫调节的基础，以限制持续的或者过度的炎症反应。在病理条件下，可能正是由于这些抗炎症的介导者没有对疾病所产生的炎症进行足够的控制，或者过度抑制了疾病所引起的发炎活性和免疫应答，从而造成机体抗感染能力的下降，引起反复感染。

1.4.2 细胞因子和神经-内分泌-免疫网络

自1977年Besedovsky首次提出神经-内分泌-免疫网络学说以来，愈来愈多的资料表明，神经、内分泌系统与免疫系统之间存在双向信息传递机制，即免疫系统不仅受神经、内分泌系统的调控，而且还能调节神经、内分泌系统的某些功能。这种相互作用的功能联系是通过神经、内分泌和免疫三大调节系统共有的化学信息分子（大多数是细胞因子）与受体实现的。

细胞因子是神经-内分泌-免疫网络的重要组成部分（图1-2）。中枢神经系统和内皮细胞、基质细胞、成纤维细胞等非免疫细胞也参与细胞因子网络的调节。IL-1、IL-6及TNF等直接参与神经系统的正常发育和损伤修复，还能诱导垂体释放促肾上腺皮质激素（adrenocorticotropic hormone，ACTH）。研究证实给大鼠注射IL-1会刺激垂体促肾上腺皮质激素和肾上腺糖皮质激素（GC）的分泌。用单克隆抗体的研究显示，长期使用 IL-1 会增加大鼠下丘脑促肾上腺皮质激素释放激素（CRH）和垂体 ACTH 的类似免疫反应，肾上腺质量增加，血浆 ACTH 浓度升高。除了 IL-1 处，其他细胞因子也能影响活体实验动物下丘脑-垂体-肾上腺轴（HPA）分泌能力，如所有的造血细胞因子，如 IL-6、IL-11 和 CT-1（心肌营养素-1），会促进 IL-1 引起的 ACTH 或/和糖皮质激素的分泌。同样 TNF 也会促进 IL-1 引起的 ACTH 释放。在动物实验研究中，发现 IL-4、IFN 抑制 HPA 轴的活性。

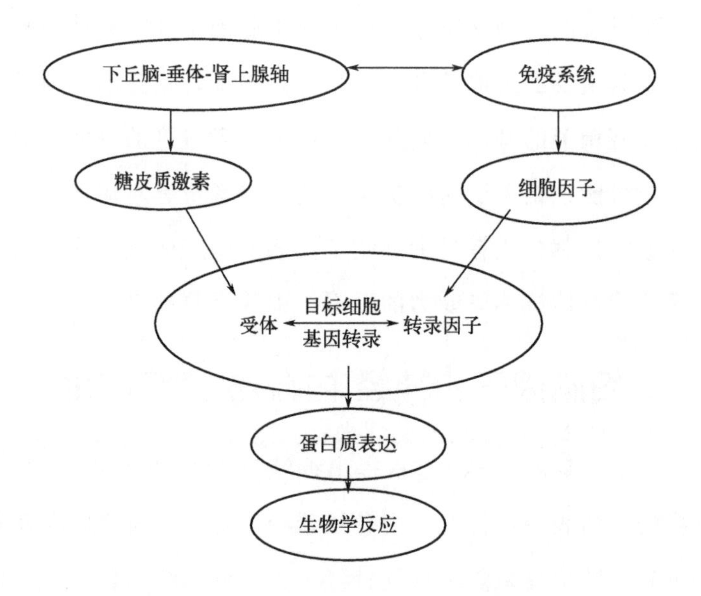

图 1-2 下丘脑-垂体-肾上腺轴（hypothalamic-pituitary-adrenal axis，HPA）和免疫系统（immune system）、细胞因子（cytokines）、糖皮质激素（glucocorticoids）以及调控基因蛋白质表达相互作用关系

研究显示，在应激状态下，体内儿茶酚胺和糖皮质激素类固醇分泌增多，抑制 IL-1、TNF 的合成。细胞因子 IL-6 在生理和心理应急的状况下能够分泌。如鼠在暴露于刺激、电休克或限制的情况下，IL-6 水平升高。鼠被限制 24h 后，IL-6 mRNA 水平在中脑和下丘脑上升，血浆 ACTH 升高。

细胞因子可以直接作用于肾上腺，对肾上腺皮质激素的产生有明显的影响。IL-1、IL-2、IL-6 可以刺激离体大鼠肾上腺皮质细胞分泌皮质酮。给大鼠注射 TNF-α 也可以使血浆皮质酮水平升高。细胞因子刺激肾上腺皮质激素的合成和分泌，而皮质激素反过来对细胞因子的产生发挥负反馈调节作用。糖皮质激素可以抑制腹腔巨噬细胞合成和 IL-1、IL-2 和 IL-6 的分泌。

给大鼠皮下注射 IL-1 可以使血浆 T_3、T_4 和 TSH（促甲状腺激素）水平降低。T_3、T_4 水平变化出现在 TSH 下降之前，所以 T_3、T_4 水平的降低可能和垂体分泌的 TSH 水平关系不大。TNF-α 对甲状腺细胞也有类似的抑制效应。由此可见，细胞因子与甲状腺激素的生物合成与释放有密切关系。

细胞因子是联系神经内分泌免疫网络的关键物质，其对 HPA 轴的调节是多水平、多方位的。除 IL-1 外，还有许多细胞因子都能影响下丘脑-垂体-肾上腺（HPA）轴的活性。细胞因子对 HPA 轴的影响不仅发生在感染、炎症、外伤时，而且在心理和生理应急时也出现。在应急状态下，细胞因子与 HPA 轴相互作用的机制与 NF kappa B（nuclear factor-kappa B）转录因子调节氧化标记物的作用和递质有关，同时与外源性和内源性应激因子激活 HPA 轴也有密切关系。

神经内分泌系统除了受免疫系统产生的免疫细胞的影响外，它们自身也可以分泌某些细胞因子，这些细胞因子不仅以旁分泌和自分泌方式作用于神经内分泌细胞，而且还以经典内分泌方式影响免疫系统的功能。受脂多糖（LPS）刺激后的小鼠星状细胞可以分泌 IL-1、IL-3。离体培养的正常大鼠垂体前叶细胞具有分泌 IL-6 的功能，受到脂多糖的刺激后，分泌水平可以升高 4 倍。

1.4.3 食物影响细胞因子水平

1.4.3.1 蛋白质、多肽和氨基酸对细胞因子的影响

食品中的蛋白质经过胃肠道消化后，大多是以短肽形式被吸收

的，以游离氨基酸吸收的形式比例很小。蛋白质在酶解时可以产生一些具有生理调节功能的生物活性肽。这些活性肽在调节胃肠运动、调节免疫系统、抗高血压、抗菌、抗血栓、抗病毒、抗癌、清除自由基和促进矿物质吸收等方面发挥重要的作用。1997 年 Ulrike 系统研究了醇溶蛋白、酪蛋白、β-乳球蛋白和卵清蛋白对细胞因子网络的影响。因为已知小麦醇溶蛋白、麦谷蛋白在少数人体内可能引起消化道变态（超敏）反应（如乳糜泻）。试验结果表明，食品肽，包括小麦醇溶蛋白肽可以结合到细胞表面，甚至进入细胞膜，影响细胞因子的产生，尤其是强烈影响 γ-干扰素的合成与释放。γ-干扰素是肠黏膜系统淋巴细胞活化期间所释放的一种最重要的细胞因子之一，也是最重要的发炎细胞因子。除此之外它们还可以作用于黏膜和外周血中的 T 细胞，影响 IL-4、IL-5、IL-6、TNF-α 和转化生长因子 β（TGF-β）的产生。Ulrike 认为，食品肽的结合作用可能代表了人类对食品蛋白质产生耐受性的重要步骤，这种对细胞膜的结合能力可能对小肠黏膜中的 T 细胞进行抗原呈递具有重要的调节作用。Jelinkova 的研究发现，小麦醇溶蛋白及其水解肽段可以刺激老鼠腹膜巨噬细胞产生 TNF-α、IL-8、IL-10、RANTES（T 细胞激活性低分泌因子）和 NO 合成酶可诱导形式。实验还证明，食品蛋白，如醇溶蛋白、大豆蛋白或卵清蛋白也可以激活人类单核细胞系释放细胞因子和趋化因子，从而诱发腹部慢性炎症，甚至过敏性肠炎。于立芹、庞广昌等在 2007 年检测了酸奶对小鼠血清细胞因子的影响，发现细胞因子 IL-1β、IL-6、IL-4 和 TNF-α 发生显著变化。王连芬、庞广昌等 2008 年检测了螺旋藻蛋白质的胃蛋白酶水解多肽对雌性大耳白兔血清细胞因子水平的影响，结果显示细胞因子 IL-1β、IL-6、IL-12 和 IL-4 等都发生了显著变化。

1.4.3.2 活性脂肪酸对机体细胞因子的影响

近年来，随着脂肪酸营养的研究不断深入，人们逐渐认识到脂肪酸不仅是人体的能量来源，而且某些脂肪酸是体内活性物质的前体，能发挥特殊的生理作用。特别是不饱和脂肪酸对疾病的发生和肿瘤的生长有明显的抑制作用。如鱼油（含有不饱和脂肪酸），能够抑制乳腺癌的生长。2001 年，Darshan 对脂肪酸作用于细胞因子和免疫系统的情况进行了综述。大量实验证明不同量和类型的脂肪酸对细胞因子和免疫系统具有重要的调节作用，归纳如下。

（1）对发炎和抗炎细胞因子的作用　如 ω-6 型脂肪酸具有引发炎症的作用，而 ω-3 型脂肪酸则具有抗炎症作用。ω-3 型脂肪酸已经用来作为 ω-6 型脂肪酸的拮抗剂治疗慢性炎症。ω-3 也被证明对于由发炎细胞因子所产生的厌食症具有一定的疗效。

（2）对氧化应激（oxidative stress）的调节作用　实验证明，增加多不饱和脂肪酸（PUFA）摄食量将会增加氧化应激，如果不能得到抗氧化营养物的平衡，就可能产生脂肪过氧化反应，而一系列的炎症反应因子又受到氧化了的低密度脂蛋白（LDL）的调控，这些因子包括 TNF-α、IL-1α、IL-1β、IL-6 和血小板源性生长因子（PDGF）。因此，抗氧化营养食品在免疫和炎症应答的调节方面具有关键性作用。

（3）对核转录因子的作用　脂肪酸和它们的氧化产物是过氧化物酶体增殖物激活受体（peroxisome proliferator-activated receptors，PPARs）的配基，这些受体在不同的细胞中对合成和分解代谢起重要的调节功能。属于由配体激活的Ⅱ型核受体超家族成员。近年来，随着研究的深入，人们发现 PPARs 的作用非常广泛，除参与脂质和脂蛋白代谢、体内糖平衡外，还涉及脂肪细胞、单核细胞、巨噬细胞等多种细胞的分化，抑制发炎细胞因子产生及炎症反应，调节血管舒缩以及影响动脉粥样硬化形成等。

1.4.3.3　多糖对细胞因子的影响

许多试验证明，糖类物质能够维持机体免疫系统的动态平衡。当机体免疫水平受到损伤的时候，多糖和寡糖能够刺激各种免疫细胞成熟、分化和繁殖，使机体免疫系统恢复。

多糖是一类由多个单糖分子失水缩合而成的天然大分子物质。近年来，随着生物学的发展，多糖是支持组织提供能量的传统观念已经被突破，而被认为是生物体内除了核酸和蛋白质以外的又一类重要的信息分子。最近的研究表明它们也是细胞表面信号识别、细胞间信息传递和感受的关键因子，因此具有生物活性的多糖也越来越受到重视。牛晓晖等对云芝多糖（CVPS）的研究结果表明：云芝多糖对小鼠 T、B 淋巴细胞及细胞因子 IL-1、IL-2、IFN-γ 及 TNF 功能均有增强作用。

寡糖也称低聚糖，是由 2～10 个单糖失水缩合而成的低度聚合糖类的合称。低聚糖对细胞因子也有重要影响。已知人奶中含有大量的母乳低聚糖（HMOs），在奶中的含量只低于乳糖和脂肪，居第三位，在初乳中浓度为 20～23g/L，在常乳中为 12～14g/L。而且这些游离低聚糖十分抗酶解。1994 年，Velupillai 首先报道了 HMOs 对鼠科动物具有促进 IL-10 生成的活性。Terrazas 进一步证明了人奶是一种抗炎细胞因子的介导者，可以抑制小鼠 Th1 型细胞生长和炎症反应。对于 HMOs 促进抗炎细胞因子的作用已经有部分报道。Thomas 报道了 HMOs 对人的脐带血的选择性分化 T 细胞的作用。他们的实验表明，人奶来源的酸性低聚糖组分（aHMOs），在体外培养的 $CD4^+$ 和 $CD8^+$ 亚类的细胞中作用 20d 之后可以增强其合成某些细胞因子的能力。aHMOs 可以刺激和促进这两种 T 细胞合成 IFN-γ，而且，还可以刺激 $CD8^+$ T 细胞产生 IL-13。

多糖不仅在肠道中起到改善微生态的作用，可能对细胞因子的产生、免疫细胞的发育与成熟也具有十分重要的意义。由于它能够改善肠道中的有益菌群，而这些有益菌群可能也是通过细胞因子网络的调节来调节免疫系统和与之密切相关的代谢网络、信号传递网络。

1.4.3.4 其他食物成分对细胞因子的影响

矿物元素锌（Zn）缺乏时 NK 细胞多有改变，IL-1、IL-2、IL-4 和 INF-γ 的分泌受到抑制。铁（Fe）缺乏时，IL-6 和 IL-4 活性下降。

维生素 A 缺乏的儿童血清 IL-10 浓度下降。维生素 E 可以促进 IL-2 的产生。

虽然我们还没有对食品如何影响细胞因子网络的具体机制系统地进行研究，但是我们从很多科学研究成果可以判断食物被消化后，可能从两个方面影响机体，一个是直接被消化道吸收，这些小分子物质本身就具有生理调节功能，随着血液的循环到达靶组织并直接作用于靶组织，从而引起不同生理作用；另外一些物质则在消化道进入机体就与相关组织反应，引起新的物质产生并到达靶组织，引起生理作用。

1.5 羊肉、鸭肉和狗肉对人机体生理的影响研究意义

尽管羊肉、鸭肉和狗肉的营养成分如蛋白质、脂肪、糖类、维生素、矿物元素等，其种类和含量已经比较清楚，但是食用羊肉、鸭肉和狗肉对人机体生理影响的本质机理却没有见到科学的阐述。

应用现代生命科学知识来解释羊肉、鸭肉和狗肉对人机体生理影响的作用机理，不仅有助于揭示中医理论对羊肉和狗肉热性与鸭肉凉性论述的科学本质，还为人们科学选择肉类食品提供理论依据。

自人类基因图完成后，目前生命科学的重点转移到某些基因在正

常和受到不同刺激后，如何“调控”生命的进程，以及“物质”如何影响生命个体。西方有学者致力于在对“人”进行基因组、转录组、蛋白质组、代谢组系统生理生化新陈代谢研究后，结合生物信息学用电脑模拟出“人”生命发生、发展的全过程，从而可以加快对人的基础研究，并应用到医疗、饮食和保健方面。

第二章

饲喂羊肉、鸭肉和狗肉日粮对大鼠生理体征的影响

中医认为羊肉和狗肉属于温热性食物，具有温中补阳的作用，凡有发热、口舌生疮、咳吐黄痰等上火症状的人都不宜食用；鸭肉则属于寒凉性食物，具有滋润养阴的功能，适用于体内有热上火、咽干口渴、粪便干燥的人食用，素体虚寒、胃部冷痛、腹泻清稀患者不宜食用。尽管这种认识流传了几千年，却没有用现代科学技术予以系统阐明。

“温热”食物容易导致人体“上火”。“上火”是中医或者中国民间对人体某些生理现象的统称，包括面红目赤、五心烦热、口舌生疮、牙龈肿痛、烦躁口渴、鼻干痰黄、粪便秘结、小便赤黄等被称为“上火”的症状。相反，“寒凉”食物使人体出现“体寒”症状，包括喜热怕冷、手足较冰冷、脸色苍白、小便清白、粪便溏泄等。

羊肉、鸭肉和狗肉是我国人民经常消费的肉品，而且具有确切的食疗功效，但其生理作用还没有经过严谨的动物生理试验证实。

大鼠常用于药物安全性试验及营养与生长发育有关的研究。因此，本研究以中医理论为参考和提示，通过在大鼠日粮中添加一定量的羊肉、鸭肉和狗肉，观察对大鼠体温、舌苔和粪便硬度等的影响，从而客观比较羊肉、鸭肉和狗肉对大鼠宏观生理体征的影响，借以探索和研究中医关于羊肉、狗肉“性热”和鸭肉“性凉”的认识。

2.1 材料与方法

2.1.1 动物试验一

2.1.1.1 试验动物

12 只清洁级雄性 Wista 大鼠，6～7 周龄，体重 250g，购于上海斯莱克实验动物有限责任公司［许可证号为 SCXK（沪）2007-0005］。

2.1.1.2 日粮配制

在没有明确肉中活性成分的前提下，视原料肉为单一成分。试验一日粮配制原则是基础日粮中添加等量的全肉粉。日粮配制如下：

羊肉日粮＝20％羊肉全肉粉＋80％基础日粮；

鸭肉日粮＝20％鸭肉全肉粉＋80％基础日粮；

狗肉日粮＝20％狗肉全肉粉＋80％基础日粮；

基础日粮＝100％基础日粮。

基础日粮由江苏省协同医药生物工程有限责任公司配制（下同），常规营养成分指标：水分 9％，蛋白质 20％，脂肪 4％，粗纤维 15％，粗灰分 6.5％，钙 1.5％，磷 1.1％。成年陕西小尾寒羊瘦肉（水分 73.5％）、山东成年鸭胸分割肉（水分 74.6％）和南京浦口去骨狗肉（水分 76.5％）等原料肉购于南京童卫路农贸市场，按上述比例混入粉碎的大鼠基础日粮，混匀、制粒后模拟人的食用方式熟化，100℃烘干（最终水分约10%）。

2.1.1.3 饲养管理

大鼠饲养于南京农业大学动物医学院动物房。分为4组：羊肉组、鸭肉组、狗肉组和基础日粮组，3只/组，并做1～3标记。饲养45天。自然光照，自由采食和饮水。

2.1.1.4 测定指标

2.1.1.4.1 舌苔

眼睛观察，数码相机拍照。

2.1.1.4.2 粪便、尿液

眼睛观察颜色。

2.1.2 动物试验二

2.1.2.1 试验动物

40只雌性SD大鼠5～6周龄，180～220g，购于中国人民解放军东部战区总医院实验动物中心。

2.1.2.2 日粮配制

配制原则同试验一。为了增加原料肉的作用效果，本次试验增加了全肉粉的添加量。日粮配制如下：

羊肉日粮=50%羊肉全肉粉+50%基础日粮；

鸭肉日粮=50%鸭肉全肉粉+50%基础日粮；

狗肉日粮=50%狗肉全肉粉+50%基础日粮；

基础日粮=100%基础日粮。

基础日粮同试验一。成年小尾寒羊后腿瘦肉（水分75.4%）购于山东农丰牧业肉牛羊养殖基地，成年樱桃谷鸭胸分割肉（水分

76.5%）购于河南信阳华英生态养殖有限责任公司，成年狗剔骨肉（水分74.7%）购于徐州沛县。原料肉按上述比例混入大鼠基础日粮中，混匀、制粒后模拟人的食用方式熟化，100℃加热烘干。各组日粮的干物质和粗蛋白含量见表2-1。从表2-1可见，狗肉日粮水分较大；羊肉日粮粗蛋白含量稍高。羊肉、鸭肉和狗肉三种肉源日粮粗蛋白在39%～43%之间。

表2-1 试验二日粮干物质和粗蛋白测定结果 单位：%

项目	基础日粮	羊肉日粮	鸭肉日粮	狗肉日粮
干物质DM	91.12	90.63	92.54	86.32
粗蛋白CP	19.81	42.4	39.27	41.1

2.1.2.3 饲养管理

大鼠饲养于南京农业大学食品科学技术学院动物房。40只雌性SD大鼠随机分为4组，10只/组，分别为羊肉组、鸭肉组、狗肉组和基础日粮组。自然光照，自由采食和饮水，室温控制在（23±3)℃。

2.1.2.4 测定指标

2.1.2.4.1 舌苔

眼睛观察，数码相机拍照。

2.1.2.4.2 粪便硬度

试验第1天、第9天、第19天和第29天上午8：30收集大鼠粪便（排便的前3粒，大鼠受到抓捕刺激很容易排出大小便）。粪便收集后密封在2mL离心管中，30min内用质构分析仪（TA XT2i Surrey，UK）配备探头（型号P5 5mm cylinder stainless）测定，取三粒粪便硬度测定值的平均值作为该只大鼠粪便硬度值，单位：gf（1gf≈0.0098N）。

2.1.2.4.3 体温

用医用体温计小心测定大鼠直肠体温：

① 确保大鼠肛门直肠粪便排泄干净（可以用手辅助排泄）；

② 为减少室温影响，体温计水银头部进入直肠 3cm 左右（防止皮毛掩盖假进入现象）；

③ 测定时间不少于 3min。

2.1.3 动物试验三

2.1.3.1 试验动物

160 只清洁级雄性 SD 大鼠（购于上海斯莱克实验动物有限责任公司，许可证号为 SCXK（沪）2007-0005），4～5 周龄，体重 130～150g。

2.1.3.2 日粮配制

大鼠日粮营养水平参考 1992 年美国国家科学研究委员会（NRC）建议的大鼠的营养需要。为了突出观察饲喂羊肉和鸭肉对大鼠生理的影响作用，试验日粮的蛋白质和能量水平有所提高，其中粗蛋白水平从基础日粮的 20%提高至 30%。设计 5 个试验组，分别为羊肉组、鸭肉组、狗肉组、豆粕组和基础日粮组。基础日粮组（阴性对照组）粗蛋白水平为 20.7%，其他 4 种日粮具有相近的蛋白质和能量水平，具体配方和营养水平见表 2-2。本实验采用的成年小尾寒羊后腿羊肉（冷冻肉）购于内蒙古草原兴发食品有限公司；成年麻鸭胸肉（冷冻肉）购于山东省天惠食品集团有限公司；去骨狗肉购于农贸市场（江苏沛县生产，当地肉狗）。玉米、小麦麸、豆粕、石粉、磷酸氢钙、食盐、复合预混料购于江苏省协同医药生物工程有限责任公司。原料肉按上述比例混入大鼠基础日粮中，混匀、制粒后模拟人的食用方式熟化，100℃加热烘干。日粮配制及制作在江苏省协同医药生物工程有限责任公司完成。

表 2-2 试验三日粮配方及营养水平

组成成分	基础日粮	豆粕日粮	羊肉日粮	鸭肉日粮	狗肉日粮
玉米/%	46	14.5	25	32	33
小麦麸/%	13.7	14	26	23	23
豆粕/%	31	57.5			
羊肉粉/%			46		
鸭肉粉/%				42	
狗肉粉/%					41
大豆油/%	6	11			
L-赖氨酸/%	0.3				
预混料/%	1	1	1	1	1
石粉/%	1.5	1.5	1.5	1.5	1.5
磷酸氢钙/%	0.2	0.2	0.2	0.2	0.2
食盐/%	0.3	0.3	0.3	0.3	0.3
合计	100	100	100	100	100
营养水平					
消化能/(MJ/kg)	14.0	14.8	14.2	15.1	14.7
粗蛋白/%	20.70	30.58	30.4	30.61	30.64
Lys/%	1.3	1.97	2.21	2.1	1.84
Met+Cys/%	0.58	0.77	1.78	1.04	0.85
Ca/%	0.81	0.88	0.89	0.90	0.87
AP(有效磷)/%	0.31	0.31	0.34	0.33	0.30

注：预混料向每千克日粮提供：Cu：13mg；Fe：170mg；Mn：64mg；Zn：40mg；I：0.8mg；Se：0.27mg；维生素 A：14000 IU；维生素 D_3：1500 IU；维生素 E：120 IU；维生素 K_3：5mg；维生素 B_1：13mg；维生素 B_2：12mg；维生素 B_6：12mg；维生素 B_{12}：0.022mg；生物素：0.2mg；D-泛酸：2.4mg；叶酸：0.6mg；烟酸：6.0mg；胆碱：1250mg。

2.1.3.3 日粮营养成分分析

2.1.3.3.1 粗蛋白、粗脂肪、水分和灰分含量测定

日粮中的粗蛋白、粗脂肪、水分和粗灰分含量测定分别采用 GB/T 6432—2018、GB/T 6433—2006、GB/T 6435—2014 和 GB/T 6438—2007 的方法，测定结果见表 2-3。三种肉日粮的干物质含量略低。豆粕日粮、羊肉日粮、鸭肉日粮和狗肉日粮粗蛋白含量、粗脂肪含量接近。狗肉日粮中灰分含量偏高。

表 2-3　试验三日粮中干物质、粗蛋白、粗脂肪和灰分含量测定结果

单位：%

项目	基础日粮	豆粕日粮	羊肉日粮	鸭肉日粮	狗肉日粮
干物质(DM)	90.52	90.71	89.38	88.84	88.58
粗蛋白(CP)	19.81	30.2	31.6	32.8	30.32
粗脂肪(EE)	6.5	11.4	12.5	11.9	12.3
灰分(ASH)	4.69	5.83	5.72	4.86	7.93

2.1.3.3.2　氨基酸含量测定

日粮氨基酸含量测定按照 GB/T 18246—2019 方法，采用 Hitachi L-8900 全自动氨基酸分析仪测定，测定结果见表 2-4。鸭肉日粮中氨基酸 Tyr、Val、Met、Ile、Leu 和 Phe 含量高于羊肉日粮和狗肉日粮 6%以上，特别是 Met 和 Tyr 高出羊肉日粮 20%左右，高出狗肉日粮 30%左右；羊肉日粮、鸭肉日粮和狗肉日粮三种肉源日粮中 Met 平均含量是豆粕日粮的 3 倍，Thr、Gly 和 Ala 含量高出豆粕日粮的 15%～45%。

表 2-4　试验三日粮氨基酸分析　　单位：%

编号	氨基酸	基础日粮	豆粕日粮	羊肉日粮	鸭肉日粮	狗肉日粮
	必需氨基酸					
1	Thr	0.80	1.22	1.45	1.52	1.31
2	Val	0.95	1.53	1.66	1.80	1.53
3	Met	0.21	0.23	0.67	0.80	0.62
4	Ile	0.75	1.27	1.35	1.48	1.19
5	Leu	1.65	2.34	2.65	2.83	2.41
6	Phe	1.12	1.61	1.45	1.59	1.39
7	Lys	1.06	2.05	2.26	2.29	1.89
	非必需氨基酸					
8	Asp	1.72	3.19	2.80	2.89	2.53
9	Ser	0.98	1.53	1.36	1.42	1.27
10	Glu	4.05	6.14	5.99	5.95	5.29
11	Gly	1.06	1.28	1.68	1.55	1.86
12	Ala	1.10	1.37	1.98	2.08	1.85
13	Cys	0.48	0.52	0.47	0.49	0.50

续表

编号	氨基酸	基础日粮	豆粕日粮	羊肉日粮	鸭肉日粮	狗肉日粮
14	Tyr	0.57	0.78	0.72	0.85	0.66
15	His	0.47	0.76	0.83	0.87	0.74
16	Arg	1.12	1.96	1.98	2.03	1.66
17	Pro	1.08	1.38	1.35	1.28	1.39
	总计	19.17	29.16	30.65	31.72	28.09

2.1.3.3.3 脂肪酸含量测定

日粮脂肪酸组成及含量测定按照 GB/T 21514—2008 方法，采用 GC4000A 气相色谱仪进行测定，测定结果见表 2-5。由表 2-5 可知，羊肉日粮中饱和脂肪酸含量较多，特别是 C18：0 含量是狗肉日粮的 2 倍，是鸭肉日粮的 3 倍多；而鸭肉日粮、豆粕日粮中不饱和脂肪酸较多，特别是鸭肉日粮中脂肪酸 C18：2 和 C18：3 的含量，分别是羊肉日粮含量的 5.4 倍和 6.5 倍，是狗肉日粮含量的 2.9 倍和 3.3 倍，是豆粕日粮的 1.4 倍和 3.7 倍；豆粕日粮中 C22：6 含量较高，接近于羊肉日粮、鸭肉日粮和狗肉日粮中的 3 倍。

表 2-5 试验三日粮脂肪酸组成测定结果 单位：%

脂肪酸	基础日粮	豆粕日粮	羊肉日粮	鸭肉日粮	狗肉日粮
饱和脂肪酸	25.11	23.7	43.2	15.42	29.13
C14：0	0.83	—	3.85	0.1	1.84
C16：0	19.46	17.92	22.03	10.61	19.14
C18：0	4.82	5.78	17.32	4.71	8.15
单不饱和脂肪酸	38.37	36.18	38.55	22.47	48.22
C16：1	2.4	1.03	1.80	0.09	3.78
C18：1	35.97	33.63	36.40	22.38	43.97
C22：1	—	1.52	0.35	—	0.47
多不饱和脂肪酸	34.72	40.08	11.38	60.51	21.12
C18：2	31.92	36.93	9.86	53.38	18.58
C18：3	1.81	1.78	1.03	6.66	2.04
C22：6	0.99	1.37	0.49	0.47	0.5
共计	98.2	99.96	93.13	98.4	98.47

2.1.3.3.4 矿物元素含量的测定

日粮粉碎样品 0.100g，加入 2mL 浓硝酸，在 MDS20O3F 型微波消化仪中消化后定容，使用电感耦合等离子发射光谱仪 Optima 2100DV（Perkin Elmer）测定日粮中矿物元素 Cu^{2+}、Zn^{2+}、Fe^{2+}、Ca^{2+} 和 Mg^{2+} 含量。测定条件为：径向测定；流量体 15L·min^{-1} 等离子体；辅助 0.2；雾化器 0.8；射频功率 1300W；蠕动泵 1.5mL·min^{-1}。测定结果见表 2-6。羊肉日粮组和狗肉日粮组的锌含量较高。鸭肉日粮组和基础日粮组的铁含量较高。基础日粮组的钙含量较高。羊肉日粮组、鸭肉日粮组和狗肉日粮组中的镁含量相近，但低于基础日粮组和豆粕日粮组。鸭肉日粮组和豆粕日粮组铜元素含量较高。

表 2-6 试验三日粮中矿物元素含量测定结果

元素	基础日粮	豆粕日粮	羊肉日粮	鸭肉日粮	狗肉日粮
Cu^{2+}/(mg/kg)	12	15	13	16	12
Zn^{2+}/(mg/kg)	43	48	89	46	75
Fe^{2+}/(mg/kg)	284	188	178	222	198
Ca^{2+}/(g/kg)	17.629	11.389	11.939	10.439	9.359
Mg^{2+}/(g/kg)	2.615	2.966	1.816	1.834	1.563

2.1.3.4 饲养管理

大鼠饲养于南京农业大学食品科学技术学院实验动物房。室温为(23±3)℃，湿度为 75%±5%，大鼠自由饮水和采食。大鼠随机分为 5 组，32 只/组，均饲喂基础日粮 5d，然后进入试验期，分别饲喂基础日粮、豆粕日粮、羊肉日粮、鸭肉日粮和狗肉日粮，记录大鼠每天的采食量。于试验期第 1 天、第 9 天、第 19 天、第 29 天上午 9：00 用电子秤测定大鼠体重。

2.1.3.5 测定指标

2.1.3.5.1 舌苔

眼睛观察，数码相机拍照。

2.1.3.5.2 粪便硬度

在试验第 9 天、第 13 天、第 24 天和第 31 天采集粪便样品。粪便硬度的测定方法同试验二。

2.1.3.5.3 体温

在试验第 1 天、第 9 天、第 19 天和第 29 天测定大鼠体温，测定方法同试验二。

2.1.3.5.4 体重

用电子天平称量（精确到 1g）。

2.1.3.6 统计分析

所有数据均用 Excel 整理，用 SPSS（16.0）软件对粪便硬度和体温进行单因素方差数据分析和 Duncan 多重比较。

2.2 结果

2.2.1 大鼠体温测定结果

试验一没有测定大鼠体温。试验二大鼠体温测定结果如表 2-7 所示。在第 9 天、第 19 天和第 29 天，羊肉组和狗肉组大鼠直肠体温均高于鸭肉组。

表 2-7 试验二大鼠体温测定结果 单位：℃

时间	基础日粮	羊肉日粮	鸭肉日粮	狗肉日粮
1d	38.06±0.62	38.08±0.53	38.11±0.37	37.65±0.27
9d	37.67±0.64[b]	38.38±0.79[a]	37.76±0.27[b]	38.49±0.69[a]

续表

时间	基础日粮	羊肉日粮	鸭肉日粮	狗肉日粮
19d	37.92±0.29^{b}	38.40±0.49^{a}	37.63±0.62^{b}	38.65±0.58^{a}
29d	38.05±0.15^{b}	38.65±0.33^{a}	37.96±0.65^{b}	38.33±0.37^{ab}

注：数值表示为平均值±标准差（$n=9$）；每行上标不同字母者差异显著（$P<0.05$）。

2.2.2 大鼠舌苔观察结果

每次试验都对大鼠舌苔进行了认真观察。试验一没有发现各组大鼠舌苔出现明显变化。试验二进行到第12天时，在16：00—17：00期间发现羊肉组有一只大鼠舌苔出现溃疡现象，如图2-1A所示。这个现象持续2d时间，第三天症状消失。需要注意的是各组大鼠舌苔肉眼观察不到明显差异，包括口腔溃疡的大鼠恢复正常后的舌苔。

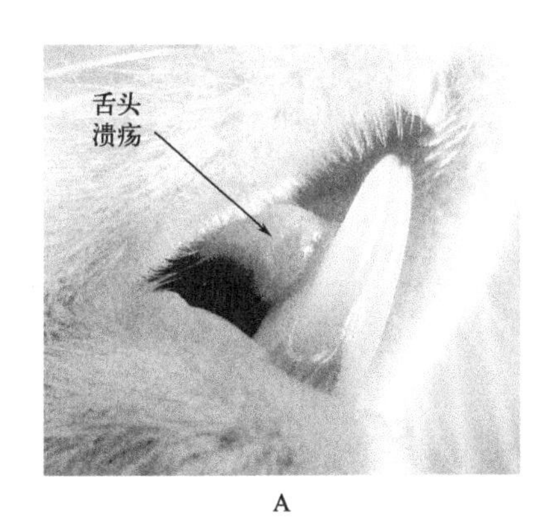

A

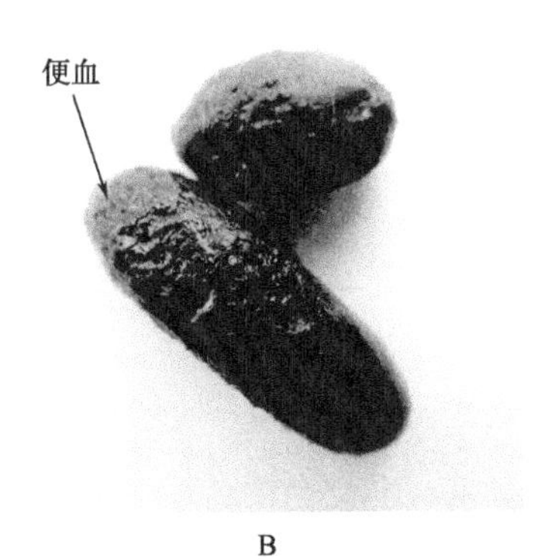

B

图2-1 试验二12天羊肉组一只大鼠舌头溃疡A
和30天另一只大鼠粪便干硬带血B

试验三没有发现大鼠出现舌苔溃疡现象。各组大鼠舌苔没有明显的眼观差异。

2.2.3 大鼠粪便硬度测定

试验一观察到羊肉组和鸭肉组大鼠粪便软硬度存在差异，但没有进行仪器测定。试验二和试验三对大鼠粪便硬度进行了测定，结果分述如下。从表2-8和表2-9中可以看出羊肉组大鼠粪便硬度从试验第9天开始显著高于其他各组。试验二中，鸭肉组和狗肉组大鼠粪便硬度较低。在试验三中，羊肉组大鼠的粪便硬度显著高于鸭肉、狗肉组、豆粕组和基础料组（$P<0.05$）。试验二的第30天上午发现羊肉组一只大鼠出现干硬带血粪便（见图2-1B）。

表2-8 试验二大鼠粪便硬度测定 单位：gf

时间	基础日粮	羊肉日粮	鸭肉日粮	狗肉日粮
9d	74 ± 27.59^{b}	117.54 ± 45^{a}	35 ± 16.54^{c}	33.93 ± 14^{c}
19d	53.1 ± 32^{b}	127.05 ± 50.44^{a}	37.97 ± 26.67^{b}	19.68 ± 11.21^{b}
29d	45 ± 30^{b}	110.6 ± 80^{a}	50.45 ± 30^{b}	38.14 ± 20.9^{b}

注：数值表示为平均值±标准差（$n=9$）；每行上标不同字母者差异显著（$P<0.05$）。

表2-9 试验三大鼠粪便硬度测定 单位：gf

时间	基础日粮	豆粕日粮	羊肉日粮	鸭肉日粮	狗肉日粮
9d	100.43 ± 41.24^{a}	47.35 ± 22.99^{b}	106.01 ± 61.43^{a}	61.21 ± 22.06^{b}	65.45 ± 47.91^{bc}
13d	112.64 ± 55.8^{ab}	63.41 ± 27.09^{c}	129.70 ± 64.14^{a}	53.07 ± 21^{c}	77.23 ± 49^{b}
24d	144.73 ± 50.28^{b}	149.71 ± 33.84^{b}	243.83 ± 54.17^{a}	87.69 ± 42.56^{c}	152.19 ± 30.24^{b}
31d	228.68 ± 94.43^{b}	182.49 ± 70.85^{b}	300.17 ± 78.67^{a}	83.07 ± 34.29^{c}	205.18 ± 70.78^{b}

注：数值表示为平均值±标准差（$n=13$）；每行上标不同字母者差异显著（$P<0.05$）。

2.2.4 大鼠体重测定

试验三大鼠体重测定结果见图2-2。从图中可以看出，随着饲养试验的进行，狗肉组和羊肉组大鼠体重增加明显快于鸭肉组大鼠，在第29天，狗肉组大鼠和羊肉组大鼠体重显著大于鸭肉组大鼠体重。

试验三大鼠体重结果见图2-3。前10天（1～9d）各组大鼠增重都比较快，狗肉组和羊肉组增重更快。中10天（9～19d）狗肉组和基础组增重较快。后10天（19～29d）鸭肉组增重显著慢于其他各组大鼠。

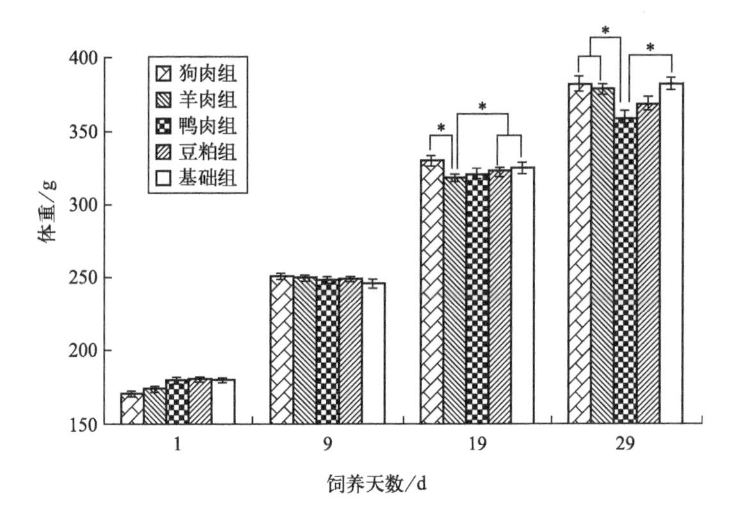

图 2-2　试验三中各组大鼠体重

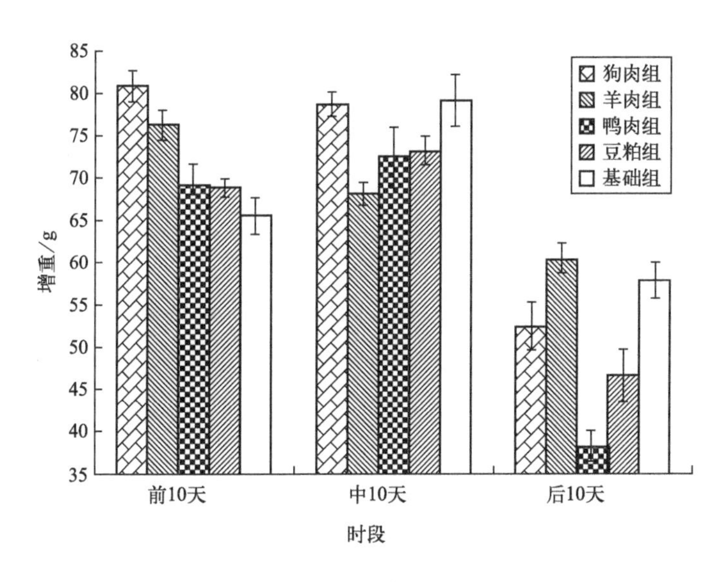

图 2-3　试验三中各组大鼠增重

2.3 讨论

中医所讲的寒、热，对身体而言，是指一种生理状态。处于“热”生理状态的人基础代谢率比较高，喜凉怕热；相反，处于“寒”

生理状态的人基础代谢率低，喜热恶冷。泰茂林等制定了“上火”的诊断标准：主症有口舌生疮，口唇燥裂，牙龈或者喉咙肿痛，目赤红肿，烦躁易怒，粪便干结，小便短赤，舌苔黄干，舌质或舌尖红，脉细数或洪数或弦等；次症有口干舌燥，痰黄稠，鼻子干，低热等。有些食物能导致人体生理转向“热”生理状态的，我们称这类食物具有热性，而那些能导致人体生理转向“寒”生理状态的，我们称这类食物具有寒性。中医认为羊肉和狗肉性温热、壮肾阳，鸭肉性寒凉、滋阴润燥。千百年来的实践证明羊肉和狗肉“性热”而鸭肉“性寒”，对人体具有确切的不同的食疗功效。动物品种、饲养管理、肉的解剖学部位的不同不会改变羊肉和狗肉“温热性”或者鸭肉“寒凉性”的本质。

本研究发现大鼠采食添加了羊肉粉的日粮后，出现粪便干硬、尿液黄赤的现象，特别是羊肉粉粗蛋白水平约40%时有一只大鼠在试验12天后出现舌苔溃疡，另一只大鼠在试验30天时出现干硬血便。这些结果表明采食一定量的羊肉确实可以引起部分中医上所谓的“热象”体征。

狗肉组体温有升高现象，和鸭肉组相比差异显著。但狗肉组的粪便硬度没有像羊肉组那么高，有时甚至低于对照组，处于对照组和鸭肉组之间。这种现象与狗肉性热的属性似乎有点不符，其原因有待进一步探讨。

本研究发现狗肉组和羊肉组大鼠体重增加快于鸭肉组，表明饲喂羊肉和狗肉可以促进大鼠生长，饲喂鸭肉对大鼠生长有一定抑制。

本研究中的大鼠采食添加了鸭肉粉的日粮后，与羊肉组相比，粪便硬度显著降低，证实鸭肉“性凉”或者“润燥行水”特性。在试验三中，采食添加鸭肉粉（粗蛋白约30%）日粮时，大鼠粪便的硬度最低，试验进行到20天以后，粪便硬度显著低于其他组。在试验二中，鸭肉组大鼠体温显著低于羊肉组和狗肉组。这些结果表明饲喂鸭肉可以使大鼠产生部分中医上所谓的“寒象”体征或者“润燥”的论述。

试验三在第 10 天和第 14 天时，发现豆粕组大鼠粪便硬度显著低于基础组，有两种可能：

① 这说明高蛋白日粮（粗蛋白大约 30%）也能够影响大鼠水盐代谢；

② 大豆蛋白也有这方面的生理调节作用。具体真实机理还需要进一步探究。试验进行到 25 天后，豆粕组和基础组大鼠的粪便硬度才接近，这说明大鼠对高蛋白日粮有一定的适应能力。

本研究发现羊肉组、狗肉组和鸭肉组日粮的粗蛋白含量和粗脂肪含量相近，但在氨基酸、脂肪酸和矿物元素组成上存在一定差异。鸭肉日粮中氨基酸 Tyr、Val、Met、Ile、Leu 和 Phe 含量高于羊肉日粮和狗肉日粮 10%以上，特别是 Met 和 Tyr 高出羊肉日粮 20%左右，高出狗肉组 30%左右；羊肉日粮中饱和脂肪酸含量较多，特别是 C18：0 含量是狗肉日粮的 2 倍，是鸭肉日粮的 3 倍多；鸭肉日粮中脂肪酸 C18：2 和 C18：3 的含量，分别是羊肉日粮含量的 5.4 倍和 6.5 倍，是狗肉日粮含量的 2.9 倍和 3.3 倍。羊肉组和狗肉组日粮的锌含量较高。鸭肉组日粮的铁含量较高。因此，营养素组成上的差异可能是羊肉和狗肉性热、鸭肉性凉的部分内在原因，但其具体机理还有待进一步探究。

另外，研究表明通过体内、体外或食物加工中的酶解作用，可以将以潜在状态隐藏在食物蛋白质序列中的肽释放出来，得到多种具有生物功能或生理效应的活性肽，这些肽具有广泛的生理调节功能，如免疫调节、抗血栓、抗高血压、降胆固醇、抑制病毒、抗氧化、改善元素吸收、促进生长等。这些肉经过体内消化酶作用释放出的多肽是否与它们的不同生理效应有关，也有待研究。

因此，本研究通过生理学试验探索了中医关于羊肉、狗肉“性热”和鸭肉“性凉”的认识，发现饲喂羊肉、鸭肉和狗肉日粮对大鼠生理存在不同效应，这种作用可能与这些肉在氨基酸、脂肪酸和矿物元素等组成上的差异有关，但具体是哪些成分，通过什么样的机制起作用，还需进一步的探究。

2.4 小结

饲喂羊肉日粮的大鼠体温升高、粪便硬度增加；狗肉组大鼠体温升高，但粪便硬度前期（10～14d）溏软，后期（25～35d），粪便硬度回升；鸭肉组大鼠体温有所降低、粪便硬度降低。狗肉组和羊肉组大鼠体重增加明显快于鸭肉组。

第三章

饲喂羊肉、鸭肉和狗肉日粮对大鼠内分泌和血糖水平的影响

下丘脑-垂体-甲状腺轴对动物机体的基础代谢水平起重要调控作用。甲状腺素能够明显促进能量代谢，提高组织的耗氧量，使产热增加。当甲状腺功能亢进时，基础代谢率会增加 50%～100%，易出汗，产热量增加，患者喜凉怕热；甲状腺功能减退时，基础代谢率降低 30%～45%，产热量减少，患者喜热恶寒。

中医理论中的热证、寒证均会表现出机体下丘脑-垂体-甲状腺轴内分泌激素水平的变化。陈小野等在 1995 年对大鼠用熟附子、干姜、肉桂和女贞子等中药材药汤灌胃，进行长期热证造模，并对血液中 T_3、胰岛素、促胃液素和肾上腺皮质激素等内分泌激素的变化进行了研究，结果发现 T_3 水平显著增高；陈群等在 1999 年研究了实热证、虚热证大鼠血清三碘甲状腺原氨酸（T_3）、四碘甲状腺原氨酸（T_4）、rT_3（反三碘甲状腺原氨酸）、促甲状腺激素（TSH）含量变

化，结果表明与正常对照组相比，热证造模组 T_3、T_4 水平显著升高，TSH 含量均无明显变化；周永生等在 2001 年建立了大鼠虚热证模型，并发现虚热证组与对照组相比，T_3 含量、E_2/T_3 值有降低趋势，雌二醇（E_2）含量、TT_3（总三碘甲状腺原氨酸）含量显著降低。

由于全身各组织细胞都需要从血液中获取葡萄糖，特别是脑组织、红细胞等几乎没有糖原贮存，必须随时由血液供给葡萄糖，以取得生存、代谢等所需要的能量，因此血糖含量可在一定程度上反映动物机体基础代谢状况。

因此，检测下丘脑-垂体-甲状腺轴内分泌激素、胰岛素和血糖水平的变化可以在很大程度上反映食用羊肉、鸭肉和狗肉对机体神经内分泌和基础代谢的影响，有助于揭示中医理论对羊肉热性和鸭肉凉性论述的科学本质，为人们科学选择肉类食品提供理论依据。

3.1 材料与方法

3.1.1 动物试验一

3.1.1.1 试验动物

12 只清洁级雄性 Wista 大鼠，6～7 周龄，体重 250g，购于上海斯莱克实验动物有限责任公司［许可证号为 SCXK（沪）2007-0005］。

3.1.1.2 日粮配制

在没有明确肉中活性成分的前提下，视原料肉为单一成分。试验一日粮配制原则是基础日粮中添加等量的全肉粉。日粮配制如下：

羊肉日粮＝20％羊肉全肉粉＋80％基础日粮；

鸭肉日粮＝20％鸭肉全肉粉＋80％基础日粮；

狗肉日粮＝20％狗肉全肉粉＋80％基础日粮；

基础日粮＝100％基础日粮。

基础日粮由江苏省协同医药生物工程有限责任公司配制（下同），常规营养成分指标：水分 9％，蛋白质 20％，脂肪 4％，粗纤维 15％，粗灰分 6.5％，钙 1.5％，磷 1.1％。成年陕西小尾寒羊瘦肉（水分 73.5％）、山东成年鸭胸分割肉（水分 74.6％）和南京浦口去骨狗肉（水分 76.5％）等原料肉购于南京童卫路农贸市场，按上述比例混入粉碎的大鼠基础日粮，混匀、制粒后模拟人的食用方式熟化，100℃烘干（最终水分约 10％）。

3.1.1.3　饲养管理

大鼠饲养于南京农业大学动物医学院动物房。分为 4 组：羊肉组、鸭肉组、狗肉组和基础日粮组，3 只/组，并做 1～3 标记。饲养 45 天。自然光照，自由采食和饮水。

3.1.1.4　测定指标

3.1.1.4.1　舌苔

眼睛观察，数码相机拍照。

3.1.1.4.2　粪便、尿液

眼睛观察颜色。

3.1.1.4.3　血清样品采集

大鼠于试验第 29 天下午 6：00 开始禁食，自由饮水。于第 30 天上午 9：00 眼眶静脉取血，放入离心管，室温放置 1.5h 后，4℃，3000r/min 离心 20min，分离血清样品立刻分装并存放于－70℃冰箱备用。

3.1.1.4.4　血清中 T_4 水平测定

采用放射免疫方法测定血清中 T_4 水平，放射免疫分析药盒由北京北方生物技术研究所有限公司提供，批号为 070510。按照产品说明书进行测定。

3.1.2 动物试验二

3.1.2.1 试验动物

40只雌性SD大鼠5～6周龄，180～220g，购于中国人民解放军东部战区总医院实验动物中心。

3.1.2.2 日粮配制

配制原则同试验一。为了增加原料肉的作用效果，本次试验增加了全肉粉的添加量。日粮配制如下：

羊肉日粮＝50％羊肉全肉粉＋50％基础日粮；

鸭肉日粮＝50％鸭肉全肉粉＋50％基础日粮；

狗肉日粮＝50％狗肉全肉粉＋50％基础日粮；

基础日粮＝100％基础日粮。

基础日粮同试验一。成年小尾寒羊后腿瘦肉（水分75.4％）购于山东农丰牧业肉牛羊养殖基地，成年樱桃谷鸭胸分割肉（水分76.5％）购于河南信阳华英生态养殖有限责任公司，成年狗剔骨肉（水分74.7％）购于徐州沛县。原料肉按上述比例混入大鼠基础日粮中，混匀、制粒后模拟人的食用方式熟化，100℃加热烘干。各组日粮的干物质和粗蛋白含量见表3-1。从表3-1可见，狗肉日粮水分较大；羊肉日粮粗蛋白含量稍高。羊肉、鸭肉和狗肉三种肉源日粮粗蛋白含量在39％～43％之间。

表3-1 试验二日粮干物质和粗蛋白测定结果 单位：％

项目	基础日粮	羊肉日粮	鸭肉日粮	狗肉日粮
干物质DM	91.12	90.63	92.54	86.32
粗蛋白CP	19.81	42.4	39.27	41.1

3.1.2.3 饲养管理

大鼠饲养于南京农业大学食品科学技术学院动物房。40只雌性SD

大鼠随机分为4组，10只/组，分别为羊肉组、鸭肉组、狗肉组和基础日粮组。自然光照，自由采食和饮水，室温控制在(23±3)℃。

3.1.2.4 测定指标

3.1.2.4.1 舌苔

眼睛观察，数码相机拍照。

3.1.2.4.2 粪便硬度

试验第1d、9d、19d和29d上午8：30收集大鼠粪便（排便的前3粒，大鼠受到抓捕刺激很容易排出大小便）。粪便收集后密封在2mL离心管中，30min内用质构分析仪（TA XT2i Surrey，UK）配备探头（型号P5 5mm cylinder stainless）测定，取三粒粪便硬度测定值的平均值作为该只大鼠粪便硬度值，单位：gf。

3.1.2.4.3 体温

用医用体温计小心测定大鼠直肠体温：

① 确保大鼠肛门直肠粪便排泄干净（可以用手辅助排泄）；

② 为减少室温影响，体温计水银头部进入直肠3cm左右（防止皮毛掩盖假进入现象）；

③ 测定时间不少于3min。

3.1.2.5 血清样品收集

同试验一。

3.1.2.6 血清中TSH、游离三碘甲状腺原氨酸（FT_3）、游离四碘甲状腺原氨酸（FT_4）水平测定

采用放射免疫方法测定血清中TSH、FT_3、FT_4水平，放射免疫分析药盒均由北京北方生物技术研究所有限公司提供，批号分别为TSH 070120，FT_3 070120，FT_4 071220。按照产品说明书进行测定。

3.1.3 动物试验三

3.1.3.1 试验动物

160只清洁级雄性SD大鼠（购于上海斯莱克实验动物有限责任公司，许可证号为SCXK（沪）2007-0005），4～5周龄，体重130～150g。

3.1.3.2 日粮配制

相关内容见2.1.3.2和表2-2。

3.1.3.3 日粮营养成分分析

3.1.3.3.1 粗蛋白、粗脂肪、水分和灰分含量测定

相关内容见2.1.3.3.1和表2-3。

3.1.3.3.2 氨基酸含量测定

相关内容见2.1.3.3.2和表2-4。

3.1.3.3.3 脂肪酸含量测定

相关内容见2.1.3.3.3和表2-5。

3.1.3.3.4 矿物元素含量的测定

相关内容见2.1.3.3.4和表2-6。

3.1.3.4 饲养管理

相关内容见2.1.3.4。

3.1.3.5 测定指标

3.1.3.5.1 舌苔

眼睛观察，数码相机拍照。

3.1.3.5.2 粪便硬度

在试验第9天、第13天、第24天和第31天采集粪便样品。粪

便硬度的测定方法同试验二。

3.1.3.5.3 体温

在试验第1天、第9天、第19天和第29天测定大鼠体温，测定方法同试验二。

3.1.3.5.4 体重

用电子天平称量（精确到1g）。

3.1.3.6 血清样品收集

同试验一。

3.1.3.7 血清中TRH、TSH、T_3、T_4、FT_3、FT_4水平测定

采用放射免疫方法测定血清中TRH、TSH、T_3、T_4、FT_3、FT_4水平。放射免疫分析药盒均由北京北方生物技术研究所有限公司提供，批号分别为TRH 081020，TSH 081020，T_3 081120，T_4 081120，FT_3 081020，FT_4 081020。按照产品说明书进行测定。

3.1.3.8 大鼠肝脏5′-脱碘酶（5′-IDI）活性的测定

大鼠肝脏5′-脱碘酶活性的测定参考Chopra的方法。在试验结束后，宰杀大鼠，分离肝脏，精确称取1g肝脏，剪碎，加入4mL 0.1mol·L^{-1}磷酸盐缓冲液（pH 7.45），用高速组织匀浆机粉碎后，2000r/min离心20min，提取上清液分装，−70℃保存待测。

取0.2mL肝脏提取液，加入0.1mL 0.1mol·L^{-1}磷酸缓冲液（pH 7.45），0.1mL T_4标准液（28.8ng·mL^{-1}），37℃水浴60min。加入95%乙醇0.8mL终止反应，随后放入−20℃冰箱，1h后取出室温静置30min，2000r/min离心20min，取上清液测定T_3含量。5′-脱碘酶酶活单位用每克肝组织每分钟在37℃、pH 7.45条件下催化T_4转化为T_3的量（ng）表示，1ng为一个酶活单位。T_3放射免疫

分析试剂盒均由北京北方生物技术研究所有限公司提供（批号081220）。

3.1.3.9 血糖和胰岛素浓度以及胰岛素敏感指数的测定

采用葡萄糖氧化酶法在全自动生化分析仪上测定血糖（GLU）水平，血糖试剂盒由上海执诚生物科技有限公司提供。采用放射免疫法测定胰岛素的含量，试剂盒由北京北方生物技术研究所有限公司提供（批号081220）。胰岛素敏感指数（ISI）＝ln[1/空腹胰岛素(FINS)×空腹血清葡萄糖(FPG)](ln为自然对数)。

3.1.3.10 统计分析

所有数据均用Excel整理，用SPSS（16.0）软件对所测指标进行单因素方差数据分析、Duncan多重比较和Pearson相关性分析。

3.2 结果

3.2.1 饲喂羊肉、鸭肉和狗肉日粮对大鼠甲状腺轴激素水平的影响

三次试验甲状腺轴激素的测定结果分别见表3-2～表3-4。试验一结果表明饲喂添加羊肉、鸭肉和狗肉的日粮能够影响大鼠血清T_4水平，并且在试验三中得到了进一步的验证。在试验三中，羊肉组和狗肉组大鼠血清T_4水平比鸭肉组高出80%（$P=0.004$）和71.6%（$P=0.012$），比豆粕组高出46.43%和40%，比基础组高出20.9%和15.3%。羊肉组和狗肉组大鼠血清T_3水平比鸭肉组高出27%和30%，比豆粕组高出42.4%和45.5%，但低于基础组20.3%和18.6%。

表 3-2　试验一大鼠血清 T_4 测定结果

项目	基础日粮	羊肉日粮	鸭肉日粮	狗肉日粮
$T_4/(ng \cdot mL^{-1})$	62.68	74.22	64.2	73.86

注：基础组和羊肉组是 2 只大鼠平均值，鸭肉组和狗肉是 1 只大鼠。

表 3-3　试验二大鼠血清激素测定结果

项目	基础日粮	羊肉日粮	鸭肉日粮	狗肉日粮
$TSH/(\mu IU \cdot L^{-1})$	0.94±0.29^{b}	1.02±0.16^{ab}	1.28±0.33^{a}	0.93±0.26^{b}
$FT_3/(pmol \cdot L^{-1})$	4.51±0.74^{b}	5.67±0.58^{a}	4.70±0.9^{ab}	4.02±1.11^{b}
$FT_4/(pmol \cdot L^{-1})$	4.26±0.85^{b}	6.72±0.47^{a}	3.83±0.87^{b}	6.25±0.93^{a}

注：数值表示为平均值±标准差（n=9）；每行上标不同字母者差异显著（P<0.05）。

表 3-4　试验三大鼠血清激素和肝脏脱碘酶活性测定结果

项目	基础日粮	豆粕日粮	羊肉日粮	鸭肉日粮	狗肉日粮
$TRH/(pg \cdot mL^{-1})$	7.75±3.51	5.44±3.13	6.43±4.01	7.17±4.0	7.52±3.29
$TSH/(\mu IU \cdot mL^{-1})$	1.56±0.48^{a}	1.31±0.42^{ab}	1.06±0.26^{b}	1.35±0.48^{ab}	1.47±0.14^{ab}
$T_3/(ng \cdot mL^{-1})$	0.59±0.25^{a}	0.33±0.11^{b}	0.47±0.14^{ab}	0.37±0.14^{b}	0.48±0.19^{ab}
$T_4/(ng \cdot mL^{-1})$	63.08±16.7^{ba}	52.1±21.19^{bc}	76.29±30.9^{a}	42.38±20.67^{c}	72.73±23.88^{ba}
$FT_3/(pmol \cdot L^{-1})$	7.26±2.9^{ab}	4.89±1.6^{c}	7.75±1.32^{a}	5.5±1.98^{bc}	5.22±1.56^{ba}
$FT_4/(pmol \cdot L^{-1})$	4.31±2.59^{ab}	2.78±0.94^{a}	4.30±2.45^{ab}	3.78±1.78^{ab}	5.07±2.13^{b}
5′-脱碘酶活性 $/(ng \cdot g^{-1} \cdot min^{-1})$	1.35±0.11^{a}	1.23±0.1^{b}	1.27±0.14^{ab}	1.31±0.12^{ab}	1.26±0.13^{ab}

注：数值表示为平均值±标准差（n=10）；每行上标不同字母者差异显著（P<0.05）。

在试验二中，羊肉组的 FT_4 水平显著高于鸭肉组（P<0.05），FT_3 水平高出鸭肉组 20.6%，接近统计显著水平（P=0.07）。在试验三中，羊肉组的 FT_3 水平显著高于鸭肉组（P<0.05），FT_4 水平也高于鸭肉组，但差异不显著（P=0.269）；狗肉组的 FT_4 水平高于鸭肉组和羊肉组，FT_3 水平低于鸭肉组和羊肉组，但差异均不显著（P>0.05）。在试验二中，狗肉组的 FT_4 水平显著高于鸭肉组（P<0.05），FT_3 水平低于鸭肉组，但差异不显著（P>0.05）。

试验二和试验三中鸭肉组 TSH 水平均高于羊肉组，但差异不显著（P>0.05）。试验二中鸭肉组 TSH 水平显著高于狗肉组（P<0.05），试验三中鸭肉组 TSH 水平略低于狗肉组，但两者差异不显著（P>0.05）。

试验三中各组大鼠血清促甲状腺激素释放激素（TRH）水平没有显著差异（$P>0.05$），各组平均值大小排列是：基础组>狗肉组>鸭肉组>羊肉组>豆粕组。

3.2.2 饲喂羊肉、鸭肉和狗肉日粮对大鼠胰岛素和血糖水平的影响

试验三大鼠血清胰岛素和血糖水平测定结果与胰岛素敏感指数见表3-5。基础日粮组和豆粕组大鼠血清中血糖和胰岛素水平无明显差异，说明日粮蛋白水平对其没有显著影响。羊肉组大鼠血清中血糖水平在各组中最高，并显著高于豆粕组（$P<0.05$）。羊肉组血清中胰岛素水平明显高于其他组，和鸭肉组差异达到显著水平（$P<0.05$）。羊肉组的胰岛素敏感指数显著低于鸭肉组（$P<0.05$），但和狗肉组差异不显著（$P>0.05$）。鸭肉组的胰岛素敏感指数最高。

表3-5 各组大鼠血清中葡萄糖、胰岛素水平和胰岛素敏感指数

项目	基础日粮	豆粕日粮	羊肉日粮	鸭肉日粮	狗肉日粮
血糖/($mmol \cdot L^{-1}$)	7.28 ± 0.88^{ab}	6.63 ± 1.85^{a}	7.52 ± 0.58^{b}	6.88 ± 0.69^{ab}	7.73 ± 0.99^{b}
胰岛素/($pg \cdot mL^{-1}$)	27.7 ± 6.6^{ab}	29.3 ± 6.9^{ab}	36.06 ± 9.62^{b}	24.4 ± 6.1^{a}	30.01 ± 10.9^{ab}
胰岛素敏感指数	-6.5 ± 0.33^{a}	-6.70 ± 0.49^{ab}	-7.10 ± 0.54^{b}	-6.46 ± 0.59^{a}	-6.69 ± 0.68^{ab}

注：数值表示为平均值±标准差（$n=10$）；每行上标不同字母者差异显著（$P<0.05$）。

3.2.3 日粮氨基酸、脂肪酸、矿物元素与大鼠血清甲状腺轴激素、胰岛素、血糖间的Pearson相关性分析结果

日粮氨基酸、脂肪酸、矿物元素含量与大鼠血清甲状腺轴激素、胰岛素、血糖水平间的Pearson相关性分析结果见表3-6。结果表明日粮中的Val、Ile、Phe、Lys、Asp、Ser、Glu、Tyr、His和Arg含量与大鼠血清中的T_3水平显著负相关；Cys含量与大鼠血清中FT_3水平显著负相关；脂肪酸C16∶0含量与大鼠血清中T_4水平显

著正相关；C18：0 和 Zn 含量与大鼠血清中 INS（胰岛素）水平显著正相关；C18：2 与 INS 水平显著负相关；Cu 和大鼠血清中 T_3 和葡萄糖水平显著负相关。

表 3-6　日粮氨基酸、脂肪酸、矿物元素与大鼠血清甲状腺轴激素、胰岛素、血糖间的 Pearson 相关性分析结果

项　目	相关系数	*P* 值	项目	相关系数	*P* 值
Val-T_3	−0.8668	0.0254	His-T_3	−0.8780	0.0500
Ile-T_3	−0.9087	0.0121	Arg-T_3	−0.9480	0.0140
Phe-T_3	−0.9800	0.0300	C16：0-T_4	0.8880	0.0440
Lys-T_3	−0.8950	0.0400	C18：0-INS	0.9730	0.0050
Asp-T_3	−0.9490	0.0140	C18：2-INS	−0.9810	0.0030
Ser-T_3	−0.9570	0.0110	Zn-INS	0.8820	0.0480
Glu-T_3	−0.9470	0.0150	Cu-T_3	−0.8890	0.0430
Cys-FT_3	−0.9050	0.0350	Cu-葡萄糖	−0.8820	0.0440
Tyr-T_3	−0.9730	0.0050			

注：表中仅列出相关性达到显著水平的相关性分析结果。

3.3 讨论

甲状腺素的分泌是由下丘脑-腺垂体-甲状腺轴（图 3-1）控制的。下丘脑分泌 TRH，作用于脑垂体，促进后者分泌 TSH。TSH 再作用于甲状腺，促进甲状腺合成和分泌甲状腺素。甲状腺合成 T_3 和 T_4，T_4 全部由甲状腺合成分泌，而 T_3 只有 20%由甲状腺合成分泌，80%由 T_4 在外周组织 5′-脱碘酶作用下转化而来。正常情况下，血液循环中 99.98%的 T_4 与相应蛋白结合，游离的 T_4（简称为 FT_4）只有 0.02%；同理，游离的 T_3（简称为 FT_3）只有 0.3%。与蛋白结合的 T_4 和 T_3 是甲状腺素的贮存和运输形式。游离的 T_4 和 T_3 才具有活性，直接反映甲状腺的功能状态。由于 T_4 只有 0.02%处于游离状态，而 T_3 有 0.3%是游离的，因此 T_3 可能起的生物学效应更大些。

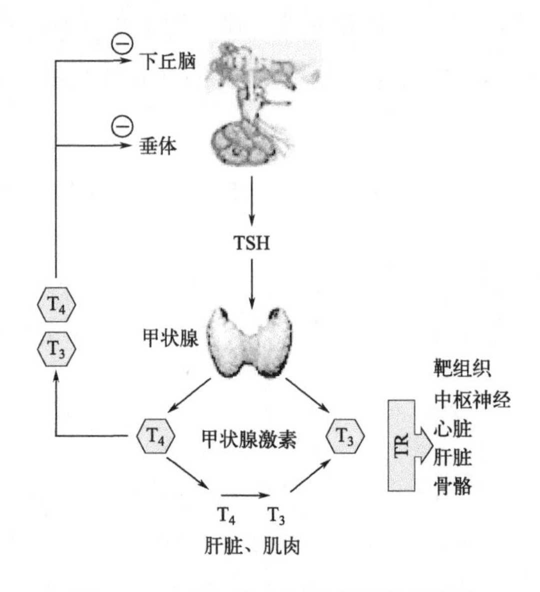

图 3-1　下丘脑-腺垂体-甲状腺轴示意图

本研究中，羊肉组和狗肉组大鼠血清 T_4 水平显著高于鸭肉组，T_3 水平也明显高于鸭肉组，说明羊肉和狗肉与鸭肉相比，可以促进 T_3 和 T_4 的合成及释放。羊肉组的 FT_3 和 FT_4 水平高于鸭肉组，表明羊肉与鸭肉相比，具有明显地提高机体基础代谢水平的作用。狗肉组的 FT_3 水平低于鸭肉组，但狗肉组 FT_4 水平较明显地高于鸭肉组，提示狗肉和羊肉虽然都被认为是温性食品，但两者的作用机制有一定差异。因此，狗肉的性热特性并不能从甲状腺素的变化上得到完全的体现，但对甲状腺系统仍有一定的影响，可能还有其他机制在起作用。

羊肉组大鼠血清中 TSH 水平低于鸭肉组，这可能是其较高水平的 T_3、T_4、FT_3 和 FT_4 的负反馈所致。各组 TRH 水平没有明显的差异，表明本试验条件下羊肉、狗肉和鸭肉对大鼠下丘脑 TRH 分泌没有明显影响。这些结果提示羊肉可能直接提高甲状腺功能，从而促进甲状腺合成和分泌 T_3、T_4、FT_3 和 FT_4。陈群等发现热证造模组 T_3、T_4 水平显著升高。黄俊山等发现 FT_3、FT_4 数值热证高而寒证低，提示热证基础代谢及氧消耗升高而寒证正相反。这些结果与本研究一致。

血糖随血液周流全身，为机体各种组织细胞的代谢活动提供能量。在正常情况下，血糖的来源和去路能够保持动态平衡。血糖的平衡对于保证机体各种组织和器官的能量供应，进而保持健康，有着非常重要的意义。本研究还发现羊肉组和狗肉组血糖水平明显高于鸭肉组。这或许与羊肉组和狗肉组较高的基础代谢水平有一定关系，因为血糖供应充足时可以为旺盛的能量代谢提供底物。胰岛素一方面能促进血液中的葡萄糖进入肝、肌肉和脂肪等组织细胞，并在细胞内合成糖原或转变成其他营养物质贮存起来；另一方面又能促进葡萄糖氧化分解释放能量，供机体利用。由于胰岛素既能增加血糖的去路，又能减少血糖的来源，因此其最明显的效应是降低血糖。羊肉组和狗肉组大鼠血糖水平和胰岛素水平都比较高，说明羊肉组和狗肉组大鼠胰岛素水平高和鸭肉组大鼠胰岛素水平低是受血糖负反馈调节的结果。鸭肉组胰岛素水平显著低于羊肉组，但与狗肉组差异不显著，同样说明羊肉和狗肉在生理效应上存在一定差异。胰岛素敏感指数能够从整体角度评价胰岛素的抵抗情况，胰岛素敏感指数越小，说明机体对胰岛素的敏感性越低。本研究结果显示鸭肉组的胰岛素敏感指数最高，表明鸭肉能提高胰岛素敏感性，有利于促进葡萄糖进入细胞内，从而起到降低血糖的作用。羊肉组和狗肉组的胰岛素敏感指数均低于鸭肉组，但狗肉组和鸭肉组的差异不显著，说明羊肉和狗肉在对机体胰岛素敏感性的影响上也存在差异，其作用机理还需深入研究。

本研究相关性分析结果表明，日粮中蛋白质的氨基酸组成和血清甲状腺轴激素、胰岛素、血糖水平有密切关系。日粮中的 Val、Ile、Phe、Lys、Asp、Ser、Glu、Tyr、His 和 Arg 含量与大鼠血清中的 T_3 水平显著相关，提示羊肉、鸭肉和狗肉日粮对大鼠血清中的 T_3 水平的不同影响可能与这些肉的氨基酸组成不同有一定关系。对日粮氨基酸分析（表 2-4 和表 3-6）发现鸭肉日粮中的 Tyr 较羊肉日粮中的略高，差别并不明显，并且和 T_3 水平显著负相关。这说明日粮蛋白中单个氨基酸残基对甲状腺素的调节功能微弱。结合这些数据，推测这些日粮蛋白在消化道消化过程中产生的活性肽可能对甲状腺功能有一定的调节作用。这个猜测还需要进一步研究论证。

相关性分析结果还表明日粮 C16：0 含量和血清 T_4 水平显著正相关，C18：0 和胰岛素显著正相关，C18：2 和胰岛素显著负相关。这表明日粮脂肪酸与 T_4 和胰岛素有一定关系。饱和脂肪酸可能有助于基础代谢的加强。羊肉和狗肉日粮中饱和脂肪酸高于鸭肉，不饱和脂肪酸低于鸭肉日粮。羊肉、鸭肉和狗肉日粮对机体基础代谢影响的差异可能与其脂肪酸的种类和含量差异有密切关系。

日粮中的 Zn 含量与大鼠血清中的胰岛素水平有显著正相关，提示羊肉、鸭肉和狗肉日粮对胰岛素水平的不同影响可能与这些日粮中 Zn 含量不同有一定关系，具体机制尚待进一步研究。日粮中的 Cu 含量和大鼠血清中的葡萄糖水平显著负相关，提示羊肉、鸭肉和狗肉日粮对大鼠血清葡萄糖水平的不同影响可能与这些日粮中 Cu 含量不同也有一定关系。

综上所述，饲喂羊肉、鸭肉和狗肉日粮对大鼠下丘脑-垂体-甲状腺轴内分泌激素、胰岛素、血糖水平和胰岛素敏感指数存在不同程度的影响，羊肉和狗肉提高了机体的甲状腺轴功能，提高了胰岛素和血糖的水平，鸭肉组提高了胰岛素敏感指数。羊肉、鸭肉和狗肉日粮对大鼠的甲状腺激素分泌的作用和对胰岛素血糖的影响与其营养组成（如氨基酸、脂肪酸、矿物元素等）的不同有密切联系，但其具体机制还有待深入研究。

3.4 小结

饲喂羊肉日粮可以提高大鼠血清中 T_4、FT_3、FT_4 水平，但 TSH 含量下降。

狗肉组的 T_4 水平显著高于鸭肉组，狗肉组 T_3、FT_3 和 FT_4 水平有较明显地高于鸭肉组的倾向。提示羊肉和狗肉的热性属性在生理机制上存在一定差异。

羊肉组和狗肉组血糖水平明显高于鸭肉组，这或许与羊肉组和狗肉组大鼠较高的基础代谢水平有一定关系。

鸭肉组的胰岛素敏感性最高。羊肉组的胰岛素敏感性最低。狗肉组的胰岛素敏感性低于鸭肉组，但差异不显著。说明羊肉、狗肉和鸭肉在对机体胰岛素敏感性的影响上也存在差异。

第四章

饲喂羊肉、鸭肉和狗肉日粮对大鼠水盐代谢的影响

传统中医学理论认为羊肉性热，有促进血液循环、增强御寒等保健功能。鸭肉性寒、味甘、咸，有清虚劳之热、补血行水、治疗营养不良性水肿等功能。狗肉则“发热动火，生痰发渴”。最新中医关于人体热证、寒证本质的研究认为：当人体处于热证或者寒证时，神经、内分泌、代谢、血液、免疫、病理都有相应的变化。因此我们推断羊肉、鸭肉和狗肉影响了机体的内分泌功能。“上火”会引起粪便干硬，“寒凉”则会引起粪便溏软。粪便的干硬程度和水盐代谢密切相关。ADH（抗利尿激素）和 ALD（醛固酮）对机体水盐代谢具有重要的调节作用。饲喂羊肉、鸭肉和狗肉日粮对大鼠血清中 ADH 和 ALD 水平的影响还未见报道。因此本研究通过测定饲喂添加羊肉、鸭肉或狗肉日粮的大鼠血清中 ADH 和 ALD 水平以及钠离子、钾离子和氯离子等浓度的变化，探讨食用羊肉、鸭肉和狗肉日粮对机体水盐代谢的影响。

4.1 材料与方法

4.1.1 动物的饲养

4.1.1.1 试验动物

160只清洁级雄性SD大鼠（购于上海斯莱克实验动物有限责任公司，许可证号为SCXK（沪）2007-0005），4～5周龄，体重130～150g。

4.1.1.2 日粮配制

相关内容见2.1.3.2和表2-2。

4.1.1.3 日粮营养成分分析

4.1.1.3.1 粗蛋白、粗脂肪、水分和灰分含量测定

相关内容见2.1.3.3.1和表2-3。

4.1.1.3.2 氨基酸含量测定

相关内容见2.1.3.3.2和表2-4。

4.1.1.3.3 日粮脂肪酸含量测定

相关内容见2.1.3.3.3和表2-5。

4.1.1.3.4 日粮矿物元素含量的测定

相关内容见2.1.3.3.4和表2-6。

4.1.1.4 饲养管理

相关内容见2.1.3.4。

4.1.2 测定指标

4.1.2.1 舌苔

眼睛观察，数码相机拍照。

4.1.2.2 粪便硬度

在试验第9天、第13天、第24天和第31天采集粪便样品。粪便硬度的测定方法同第二章试验二。

4.1.2.3 体温

在试验第1天、第9天、第19天和第29天测定大鼠体温，测定方法同第二章试验二。

4.1.2.4 体重

用电子天平称量（精确到1g）。

4.1.3 血清样品收集

同第三章试验一。

4.1.4 血清中TRH、TSH、T_3、T_4、FT_3、FT_4水平测定

采用放射免疫方法测定血清中TRH、TSH、T_3、T_4、FT_3、FT_4水平。放射免疫分析药盒均由北京北方生物技术研究所有限公司提供，批号分别为TRH 081020，TSH 081020，T_3 081120，T_4 081120，FT_3 081020，FT_4 081020。按照产品说明书进行测定。

4.1.5 大鼠肝脏5′-脱碘酶（5′-IDI）活性的测定

大鼠肝脏5′-脱碘酶活性的测定参考Chopra的方法。宰杀大鼠，分离肝脏，精确称取1g肝脏，剪碎，加入4mL 0.1mol·L^{-1}磷酸盐缓冲液（pH 7.45），用高速组织匀浆机粉碎后，2000r/min离心20min，提取上清液分装，－70℃保存待测。

取 0.2mL 肝脏提取液，加入 0.1mL 0.1mol・L^{-1} 磷酸缓冲液（pH 7.45），0.1mL T_4 标准液（28.8ng・mL^{-1}），37℃水浴 60min。加入 95%乙醇 0.8mL 终止反应，随后放入−20℃冰箱，1h 后取出室温静置 30min，2000r/min 离心 20min，取上清液测定 T_3 含量。5′-脱碘酶酶活单位用每克肝组织每分钟在 37℃、pH 7.45 条件下催化 T_4 转化为 T_3 的量（ng）表示，1ng 为一个酶活单位。T_3 放射免疫分析试剂盒均由北京北方生物技术研究所有限公司提供（批号 081220）。

4.1.6　血糖和胰岛素浓度以及胰岛素敏感指数的测定

采用葡萄糖氧化酶法在全自动生化分析仪上测定血糖水平，血糖试剂盒由上海执诚生物科技有限公司提供。采用放射免疫法测定胰岛素的含量，试剂盒由北京北方生物技术研究所有限公司提供（批号 081220）。胰岛素敏感指数（ISI）=ln[1/空腹胰岛素(FINS)×空腹血清葡萄糖(FPG)]。

4.1.7　大鼠血清 ADH 和 ALD 水平的检测

血清 ADH 和 ALD 浓度的测定采用北京北方生物技术研究所有限公司提供的放射免疫分析试剂盒，批号分别为 081120 和 081020。按照产品说明书进行测定。

4.1.8　大鼠血清钠离子、钾离子和氯离子水平的测定

血清钠离子、钾离子和氯离子水平的测定试剂盒购自北京中德利德曼科技有限公司。采用日立 7020 型自动生化分析仪检测。

4.1.9 统计分析方法

所有数据先用 Excel 进行整理，再通过 SPSS（16.0）软件对测定指标进行单因素方差数据分析和 Duncan 多重比较，并对日粮氨基酸、脂肪酸、矿物元素含量与大鼠血清 ADH、ALD、Na^+、K^+、Na^+/K^+ 和 Cl^- 水平进行 Pearson 相关性分析。

4.2 结果

4.2.1 饲喂羊肉、鸭肉和狗肉日粮对大鼠血清 ADH 和 ALD 水平的影响

羊肉组大鼠血清中 ADH 水平显著高于鸭肉组（$P<0.05$）；基础组、鸭肉组和豆粕组的 ADH 水平接近；狗肉组的 ADH 水平最低（见表 4-1）。鸭肉组大鼠血清中 ALD 水平略高于基础组，并且这两组都显著高于豆粕组、羊肉组和狗肉组（$P<0.05$）。

表 4-1 各组大鼠血清 ADH 和 ALD 水平

项目	基础组	豆粕组	羊肉组	鸭肉组	狗肉组
ADH/($pg \cdot mL^{-1}$)	59.99 ± 9.0^{bc}	60.94 ± 5.56^{ab}	67.12 ± 5.67^{a}	59.41 ± 6.6^{bc}	53.88 ± 6.44^{c}
ALD/($pg \cdot mL^{-1}$)	0.16 ± 0.045^{a}	0.093 ± 0.017^{b}	0.102 ± 0.028^{b}	0.171 ± 0.054^{a}	0.107 ± 0.022^{b}

注：数值表示为平均值±标准差（$n=10$）；每行上标不同字母者差异显著（$P<0.05$）。

4.2.2 饲喂羊肉、鸭肉和狗肉日粮对大鼠血清中 Na^+、K^+ 和 Cl^- 浓度影响

从表 4-2 可见，羊肉组大鼠血清中 Na^+ 浓度显著高于基础组和鸭肉组（$P<0.05$），狗肉组大鼠血清中 Na^+ 浓度也显著高于基础组（$P<0.05$）。其余各组间差异不显著（$P>0.05$）。基础组大鼠血清 K^+ 水平显著高于其他组（$P<0.05$）。羊肉组和狗肉组大鼠血清 K^+

水平显著高于鸭肉组和豆粕组（$P<0.05$）。狗肉组大鼠血清中 Cl^- 含量显著高于基础组和豆粕组，但与羊肉组和鸭肉组相比差异不显著（$P>0.05$）。值得注意的是羊肉组血清中 Na^+、K^+ 和 Cl^- 离子浓度之和显著高于鸭肉组、豆粕组和基础组（$P<0.05$），印证了羊肉组 ADH 水平高于鸭肉组；鸭肉血清中钠钾比（Na^+/K^+）显著高于羊肉组、狗肉组和基础组（$P<0.05$），印证了鸭肉组 ALD 水平高于羊肉组和狗肉组。

表 4-2　各组大鼠血清 Na^+、K^+ 和 Cl^- 浓度

项目	基础组	豆粕组	羊肉组	鸭肉组	狗肉组
Na^+/(mmol·L^{-1})	141.5±0.54[c]	142.4±1.89[bc]	145.89±2.26[a]	143.6±0.52[bc]	144.56±2.24[ab]
K^+/(mmol·L^{-1})	8.68±1.12[a]	6.83±0.81[c]	7.58±0.95[b]	6.77±0.47[c]	7.79±0.55[b]
Na^+/K^+	16.2±1.96[d]	21.11±2.47[ab]	19.17±2.38[bc]	21.61±1.28[a]	18.87±1.31[c]
Cl^-/(mmol·L^{-1})	102.00±2.30[bc]	100.9±1.66[c]	103.3±1.83[ab]	102.4±1.64[abc]	104.00±2.26[a]
Na^++K^++Cl^-总和/(mmol·L^{-1})	252.33±1.75[bc]	250.13±3.43[c]	257.16±3.67[a]	252.67±1.28[bc]	255.81±3.9[ab]

注：数值表示为平均值±标准差（$n=10$）；每行上标不同字母者差异显著（$P<0.05$）。

4.2.3　日粮氨基酸、脂肪酸、矿物元素含量与大鼠血清 ADH、ALD、Na^+、K^+、Na^+/K^+ 和 Cl^- 水平间的 Pearson 相关性分析结果

日粮氨基酸、脂肪酸、矿物元素含量与大鼠血清 ADH、ALD、Na^+、K^+、Na^+/K^+ 和 Cl^- 水平间的 Pearson 相关性分析结果见表 4-3。从表中可见日粮中氨基酸和金属离子含量与大鼠血清离子水平密切相关，而日粮中脂肪酸与大鼠血清离子水平相关性不大。

表 4-3　日粮氨基酸、脂肪酸、矿物元素与大鼠血清 ADH、ALD、Na^+、K^+、Na^+/K^+ 和 Cl^- 间的 Pearson 相关性分析结果

项目	相关系数	P 值	项目	相关系数	P 值
Ile-Na^+/K^+	0.8820	0.0470	Cys-K^+	−0.9090	0.0320
Phe-K^+	−0.9840	0.0020	Cys-Na^+/K^+	0.9040	0.0350

续表

项目	相关系数	P 值	项目	相关系数	P 值
Phe-Na^+/K^+	0.9820	0.0030	Tyr-K^+	−0.9450	0.0160
Asp-K^+	−0.9490	0.0140	Tyr-Na^+/K^+	0.9490	0.0140
Asp-Na^+/K^+	0.9380	0.0180	Arg-K^+	−0.8990	0.0380
Ser-K^+	−0.9610	0.0090	Arg-Na^+/K^+	−0.8982	0.0390
Asp-Na^+/K^+	0.9500	0.0013	Zn-Na^+	0.908	0.0300
Glu-K^+	−0.9050	0.0340	Mg-Cl^-	−0.927	0.023
Glu-Na^+/K^+	0.8980	0.0390	Cu-K^+	−0.893	0.041
Gly-Na^+	0.9100	0.0320	Cu-Na^+/K^+	0.886	0.045

注：表中仅列出相关性达到显著水平的相关性分析结果。

4.3 讨论

传统中医学理论和中国民间都认为羊肉“性甘热”，狗肉“大热”，可以引起人体上火；鸭肉性甘寒，有清热行水的作用。上火的主要症状之一是粪便干硬。第二章试验三的结果已经表明三种肉中，羊肉组大鼠的粪便硬度最大，狗肉组次之，鸭肉组最小。这个结果部分证实了食用羊肉和鸭肉分别会导致机体出现“上火”和“寒凉”的体征。狗肉组粪便硬度和基础组差异不显著，反映了不同原料肉对机体生理影响的复杂性和多样性，也说明狗肉的热性对粪便硬度影响不大。

ADH 的分泌对血浆渗透压的改变非常敏感。细胞外液量减少、血浆渗透压升高时，ADH 分泌增多，并作用于肾远曲小管及集合管，提高肾小管细胞膜的通透性，加强水分重吸收，宏观表现为尿短赤、粪便干燥，微观表现为血清 Na^+、K^+ 等离子浓度的升高，血浆渗透压升高。反之，ADH 分泌减少时将导水利尿。羊肉对机体的“上火”效应会使机体水分丢失增加，使血浆渗透压升高，导致本试验中饲喂羊肉日粮的大鼠血清中 ADH 浓度显著高于鸭肉组和狗肉组的 ADH 浓度，血清 Na^+、K^+ 和 Cl^- 浓度之和也最大。这个结果很好地解释了羊肉组大鼠粪便硬度较大而鸭肉组大鼠粪便硬度较小的测定结果。狗肉组粪便硬度和对照组（基础日粮组和豆粕组）差异不显著提示影响粪便硬度的因素不止 ADH。豆粕组 ADH 水平和基础组接近，但粪便硬度降低，这可能与豆粕日粮的组织结构有关，或者是高蛋白引起，同时也不排除与大豆蛋白生理作用有关。

ALD 是肾上腺皮质分泌的重要的盐皮质激素，可以促进肾远曲小管与集合管对 Na^+ 的重吸收和对 K^+ 的排放作用，是重要的电解质排泄调控因子。和羊肉组、狗肉组相比，鸭肉组血清 Na^+ 水平较低，但 ALD 水平较高，这可能是鸭肉组血清中较低的 Na^+ 浓度促进了肾上腺髓质 ALD 的释放，以加强肾脏对 Na^+ 的重吸收，使血液 Na^+ 保持正常。鸭肉组 ALD 在加强 Na^+ 重吸收的同时，却因 ALD 的排钾作用导致鸭肉组的血清 K^+ 浓度进一步降低，从而表现为鸭肉组 Na^+/K^+ 显著高于羊肉组和狗肉组。

三种肉日粮组大鼠血清 Cl^- 浓度差异不显著，可能说明血液 Cl^- 浓度与机体的“上火”或“寒凉”体征关系不大。

值得注意的是日粮中脂肪酸含量与大鼠血清中离子浓度关系不大，说明羊肉、鸭肉和狗肉日粮脂肪酸的构成差异对大鼠机体水盐代谢的影响不大，而羊肉、鸭肉和狗肉日粮的氨基酸和矿物元素含量与大鼠机体水盐代谢存在密切关系，但具体作用机理还不清楚。

羊肉、鸭肉和狗肉日粮对机体水盐代谢产生不同影响的机制可能与它们在化学组成上的差异有关，也有可能与它们在动物机体消化道内经过消化，释放出不同生理活性肽有关，但其具体机制还有待进一步研究。

4.4 小结

饲喂羊肉日粮可以使大鼠血清 ADH、Na^+ 和 K^+ 水平升高。

饲喂鸭肉日粮可以使大鼠粪便溏软，血清 ADH 水平降低，ALD

水平升高。

饲喂狗肉日粮使大鼠血清 ADH 水平下降、K^+ 水平升高。

相关性分析结果表明：羊肉、鸭肉和狗肉日粮脂肪酸的构成差异对大鼠机体水盐代谢的影响不大，而羊肉、鸭肉和狗肉日粮的氨基酸和矿物元素含量与大鼠机体水盐代谢存在密切关系。

综上所述，食用羊肉、鸭肉和狗肉将会对机体血清中 ADH 和 ALD 水平以及血清中的钠、钾与氯等盐类代谢产生不同影响，从而使机体出现不同的生理反应。

第五章

饲喂羊肉、鸭肉和狗肉日粮对大鼠血清酶和代谢产物及矿物元素的影响

血液在沟通机体内外环境、维持内环境稳定、承担物质运输（营养物、代谢产物、代谢调节物）、免疫防御等方面起着重要作用。来自组织或者细胞的一些蛋白质或代谢物可以进入血液，血清蛋白质组成与细胞、组织器官的整个集体的生理、病理以及状态密切相关，血清中物质变化蕴含着与疾病的发生机制、早期诊断和预后评估关系密切的大量信息。动物机体的生理和病理变化与体内的物质代谢和酶活力的变化密切相关，而体内的物质代谢过程和产物以及代谢所需要的营养物质都依靠血液的运输，所以食品营养和血清蛋白酶等生化指标间存在紧密的联系。

目前在人体中已检出的元素有 81 种。世界卫生组织确认的人体必需的微量元素有 14 种，包括 Zn、Cu、Fe、I、Se、Co、Mn 等。矿物元素对机体生长发育、新陈代谢、免疫功能、酶及内分泌活性等具有重要的生物学作用。当机体出现生理或者病理变化时，体内

的矿物元素含量会发生相应改变。很多金属元素还是机体新陈代谢酶的辅酶，对相关酶的活性具有调节作用。例如，细胞色素C氧化酶在能量代谢中发挥非常重要的作用；缺Cu时，细胞色素C氧化酶减少，活性下降。

本试验通过给大鼠饲喂添加一定量的羊肉、鸭肉和狗肉的日粮，并对大鼠血清与心功能、肝功能和肾功能指标相关的蛋白酶、代谢产物及矿物元素进行检测分析，来探讨饲喂羊肉、鸭肉和狗肉日粮对大鼠生理影响的作用机理，为科学食用羊肉、鸭肉和狗肉提供科学依据。

5.1 材料与方法

5.1.1 动物饲养

5.1.1.1 试验动物

160只清洁级雄性SD大鼠［购于上海斯莱克实验动物有限责任公司，许可证号为SCXK（沪）2007-0005］，4～5周龄，体重130～150g。

5.1.1.2 日粮配制

相关内容见2.1.3.2和表2-2。

5.1.1.3 日粮营养成分分析

5.1.1.3.1 粗蛋白、粗脂肪、水分和灰分含量测定

相关内容见2.1.3.3.1和表2-3。

5.1.1.3.2 氨基酸含量测定

相关内容见2.1.3.3.2和表2-4。

5.1.1.3.3 脂肪酸含量测定

相关内容见2.1.3.3.3和表2-5。

5.1.1.3.4 矿物元素含量的测定

相关内容见 2.1.3.3.4 和表 2-6。

5.1.1.4 饲养管理

大鼠饲养于南京农业大学食品科学技术学院实验动物房。室温为(23±3)℃，湿度为 75%±5%，大鼠自由饮水和采食。大鼠随机分为5 组，32 只/组，均饲喂基础日粮 5d，然后进入试验期，分别饲喂基础日粮、豆粕日粮、羊肉日粮、鸭肉日粮和狗肉日粮，记录大鼠每天的采食量。于试验期第 1 天、第 9 天、第 19 天、第 29 天上午 9：00 用电子秤测定大鼠体重。

5.1.2 测定指标

5.1.2.1 舌苔

眼睛观察，数码相机拍照。

5.1.2.2 粪便硬度

在试验第 9 天、第 13 天、第 24 天和第 31 天采集粪便样品。粪便硬度的测定方法同第二章试验二。

5.1.2.3 体温

在试验第 1 天、第 9 天、第 19 天和第 29 天测定大鼠体温，测定方法同第二章试验二。

5.1.2.4 体重

用电子天平称量（精确到 1g)。

5.1.2.5 大鼠血清的采集

同第三章试验一。

5.1.2.6 大鼠血清酶和代谢物指标的检测

冷冻血清在室温下解冻后用全自动生化分析仪（HITACHI 7020，日本）测定部分血清生化指标。白蛋白（ALB）水平、球蛋白（GLOB）水平、谷丙转氨酶（GPT）活力、谷草转氨酶（GOT）活力、谷氨酰转移酶（GGT）活力、碱性磷酸酶（AKP）活力、乳酸脱氢酶（LDH）活力测定试剂盒购自协和医药株式会社（Kyowa Medex Co. Ltd.，日本）；α-羟基丁酸脱氢酶（α-HBDH）活力、肌酸激酶（CK）活力、心肌型肌酸激酶同工酶 CK-MB 活力测定试剂盒购自上海执诚生物科技有限公司；尿素氮（BUN）水平、肌酐（CRE）水平、尿酸（UA）水平、胆固醇（CHO）水平测定试剂盒购自南京汇标生物科技有限公司。所有项目均按试剂盒说明书进行测定。

5.1.2.7 大鼠血清矿物元素的检测

冷冻血清在室温下解冻后用全自动生化分析仪（HITACHI 7020，日本）测定血清 Cu^{2+}、Zn^{2+}、Ca^{2+}、Fe^{2+} 和 Mg^{2+} 水平。测定试剂盒购自南京汇标生物科技有限公司。所有项目均按试剂盒说明书进行。

5.1.2.8 统计分析

所有数据均用 Excel 建立数据库，通过 SPSS(16.0) 软件对测定指标进行方差数据分析、Duncan 多重比较和 Pearson 相关性分析。

5.2 结果

5.2.1 饲喂羊肉、鸭肉和狗肉日粮对大鼠血清生化指标影响

各组大鼠血清生化指标测定结果见表 5-1。羊肉组、鸭肉组和狗

表 5-1　各组大鼠血清生化指标测定结果

项目	基础日粮	豆粕日粮	羊肉日粮	鸭肉日粮	狗肉日粮
总蛋白*/(g/L)	73.52±5.08	—	73.38±6.35	72.48±5.7	70.38±6.6
白蛋白*/(g/L)	41.40±3.43	—	41.46±3.81	42.75±3.10	42.27±4.5
球蛋白*/(g/L)	32.12±3.96^{b}	—	31.92±3.29^{b}	29.73±3.60^{ab}	28.11±2.82^{a}
白蛋白/球蛋白*	1.30±0.20^{a}	—	1.30±0.12^{a}	1.45±0.16^{b}	1.50±0.14^{b}
谷丙转氨酶*/(IU/L)	37.33±4.41	—	38.66±10.28	35.20±15.18	40.00±21.40
谷草转氨酶*/(IU/L)	106.78±13.24	—	103.2±18.4	97.4±30.47	112.6±40.62
谷氨酰转移酶*/(IU/L)	2.84±1.36	—	2.50±1.08	3.50±2.3	3.71±1.98
碱性磷酸酶/(IU/L)	272.6±61.2^{a}	430.8±44.3^{b}	356.3±32.4^{c}	221.5±24.4^{d}	266.3±35.4^{a}
乳酸脱氢酶/(IU/L)	155.33±26.06^{ab}	325.78±82.43^{c}	126.1±21.37^{a}	120.9±24.83^{a}	195.00±51.80^{b}
α-羟基丁酸脱氢酶/(IU/L)	57.80±10.5^{a}	119.4±44.18^{b}	47.55±6.76^{a}	48.00±8.68^{a}	67.44±16.56^{a}
肌酸激酶/(IU/L)	320.12±88.95^{b}	311.42±45.21^{b}	286.88±69.22^{ab}	352.00±121.2^{b}	244.00±20.46^{a}
心肌型肌酸激酶同工酶/(IU/L)	1151.0±322.8	1042±224.2	1010.9±385.9	1124.9±450.2	846.56±128.47
尿素氮/(mmol/L)	7.12±0.56^{a}	5.18±0.792^{b}	4.97±0.38^{b}	7.83±1.79^{a}	4.38±0.31^{b}
肌酐/(μmol/L)	25.77±3.15^{b}	18.88±2.14^{c}	23.33±2.69^{ba}	24.33±2.17^{ba}	23.00±3.31^{a}
尿酸/(μmol/L)	97.22±20.18^{a}	78.55±16.05^{bc}	74.00±21.01^{c}	80.44±16.67^{abc}	92.33±18.39^{ab}
胆固醇/(mmol/L)	1.76±0.19^{ab}	2.01±0.52^{b}	1.51±0.2^{a}	1.57±0.13^{a}	1.75±0.29^{ab}

注：1. 数值表示为平均值±标准差（n=10）；每行上标不同字母者差异显著（P<0.05）。

2. * 血清样品为第二章试验二血清样品。

肉组大鼠血清总蛋白、白蛋白、肌酐和胆固醇水平以及谷丙转氨酶、谷草转氨酶、谷氨酰转移酶、α-羟基丁酸脱氢酶和心肌型肌酸激酶同工酶活性没有显著差异（$P>0.05$）。

豆粕组和基础组相比，碱性磷酸酶活力、乳酸脱氢酶活力、α-羟基丁酸脱氢酶活力、尿素氮水平、肌酐水平、尿酸水平发生显著变化。其中碱性磷酸酶活力、乳酸脱氢酶活力、α-羟基丁酸脱氢酶活力显著升高（$P<0.05$），尿素氮水平、肌酐水平和尿酸水平则显著下降（$P<0.05$）。狗肉组球蛋白水平显著低于羊肉组（$P<0.05$），羊肉组白蛋白/球蛋白（白球比）显著低于狗肉组和鸭肉组（$P<0.05$）。羊肉组碱性磷酸酶活力显著高于鸭肉组和狗肉组（$P<0.05$）。羊肉组和鸭肉组乳酸脱氢酶活力显著低于狗肉组（$P<0.05$）；鸭肉组肌酸激酶活力显著高于狗肉组（$P<0.05$）。

三种肉日粮对大鼠血清 BUN 和 UA 水平的影响也存在显著差异。鸭肉组 BUN 水平显著高于羊肉组和狗肉组（$P<0.05$）；狗肉组 UA 显著高于羊肉组（$P<0.05$）。三种肉日粮对血清胆固醇水平影响差别不大（$P>0.05$）。

5.2.2 日粮氨基酸、脂肪酸、矿物元素含量与大鼠血清蛋白酶等生化指标间的 Pearson 相关性分析

日粮氨基酸、脂肪酸、矿物元素含量与大鼠血清蛋白酶等生化指标间的 Pearson 相关性分析结果见表 5-2。从表 5-2 可见日粮中的 Phe、Asp、Ser、Glu、Cys 和 Arg 含量与大鼠血清中的碱性磷酸酶活力、乳酸脱氢酶活力和 α-羟基丁酸脱氢酶活力显著相关，Tyr 含量与大鼠血清中的乳酸脱氢酶活力显著相关，Pro 与碱性磷酸酶活力显著相关。日粮 C16：1、C18：1 含量与血清谷丙转氨酶和谷草转氨酶活性显著相关，C18：2 含量与谷丙转氨酶活性显著相关。日粮 Mg 含量和血清尿素氮、肌酐水平显著相关。日粮 Zn 含量和

尿素氮水平显著相关。日粮 Cu 含量和血清谷丙转氨酶、谷草转氨酶和乳酸脱氢酶活力显著相关。日粮 Ca 含量和血清碱性磷酸酶活力显著相关。

表 5-2　日粮氨基酸、脂肪酸、矿物元素含量与大鼠血清生化指标间的 Pearson 相关性分析

项目	相关系数	*P* 值	项目	相关系数	*P* 值
Met-CRE	0.9613	0.0022	Glu-AKP	0.8723	0.0234
Phe-AKP	0.9250	0.0082	Glu-LDH	−0.8887	0.0285
Phe-LDH	−0.9454	0.0044	Glu-α-HBDH	−0.8744	0.0227
Phe-α-HBDH	−0.8381	0.0372	Cys-AKP	0.9401	0.0053
Asp-AKP	0.9476	0.0234	Cys-LDH	−0.9404	0.0052
Asp-LDH	−0.9302	0.0285	Tyr-LDH	−0.8824	0.0199
Asp-α-HBDH	−0.9171	0.0227	Arg-AKP	0.8386	0.0370
Ser-AKP	0.9503	0.0036	Arg-LDH	−0.8328	0.0396
Ser-LDH	0.9451	0.0044	Arg-α-HBDH	−0.8161	0.0476
Ser-α-HBDH	0.9146	0.0106	Pro-AKP	0.8403	0.0362
C16∶0-ALB	−0.8452	0.0341	C18∶1-GPT	0.9365	0.0059
C16∶1-GPT	0.9159	0.0103	C18∶1-GOT	0.9464	0.0042
C16∶1-GOT	0.9814	0.0005	C18∶2-GPT	−0.9007	0.0112
C22∶6-BUN	−0.9606	0.116	C22∶6-CRE	−0.9743	0.0010
Zn-BUN	0.8274	0.0421	Mg-CRE	−0.9760	0.0009
Cu-GPT	−0.8358	0.0382	Mg-BUN	−0.9155	0.0104
Cu-GOT	−0.8570	0.0292	Ca-AKP	−0.8366	0.0379
Cu-LDH	−0.8905	0.0173			

注：表中仅列出相关性达到显著水平的相关性分析结果。

5.2.3　饲喂羊肉、鸭肉和狗肉日粮对大鼠血清矿物元素水平影响

大鼠血清矿物元素（Cu^{2+}、Zn^{2+}、Ca^{2+}、Fe^{2+} 和 Mg^{2+}）测定结果见表 5-3。从表 5-3 可见羊肉组大鼠血清中 Cu^{2+} 水平显著下降，和基础对照组与鸭肉组差异显著（$P<0.05$）。和狗肉组和羊肉组相比，鸭肉组大鼠血清中 Cu^{2+} 水平较高，差异显著（$P<0.05$）。狗肉组和

羊肉组大鼠血清 Cu^{2+} 水平差异不显著（$P>0.05$）。和基础组与鸭肉组相比，羊肉组大鼠血清 Zn^{2+} 水平显著提高（$P<0.05$）。羊肉组和狗肉组血清 Zn^{2+} 的水平较为接近。鸭肉组大鼠血清中 Ca^{2+} 水平最低，与基础组、羊肉组和狗肉组相比都差异显著（$P<0.05$）。羊肉组、鸭肉组和狗肉组相比较，羊肉组大鼠血清中 Fe^{2+} 水平最高，且与鸭肉组和狗肉组差异显著（$P<0.05$）。四组大鼠血清中 Mg^{2+} 水平无显著差异（$P>0.05$）。

表 5-3 各组大鼠血清矿物元素水平

项目	基础日粮	豆粕日粮	羊肉日粮	鸭肉日粮	狗肉日粮
Cu^{2+} /(μmol/L)	33.60 ± 7.07^{ab}	—	27.67 ± 4.0^{c}	36.52 ± 8.12^{a}	29.17 ± 4.45^{bc}
Zn^{2+} /(μmol/L)	29.82 ± 2.88^{a}	—	35.32 ± 3.2^{b}	31.6 ± 3.6^{a}	32.5 ± 5.5^{ab}
Ca^{2+} /(mmol/L)	2.71 ± 0.07^{b}	2.71 ± 0.13^{b}	2.67 ± 0.09^{b}	2.54 ± 0.05^{a}	2.65 ± 0.05^{b}
Fe^{2+} /(mmol/L)	67.5 ± 7.88^{b}	—	65.63 ± 11.93^{b}	52.43 ± 16.61^{a}	48.3±7.98a
Mg^{2+} /(mmol/L)	1.58±0.42	—	1.39±0.23	1.48±0.34	1.42±0.21

注：数值表示为平均值±标准差（$n=10$）；每行上标不同字母者差异显著（$P<0.05$）。

5.2.4 日粮氨基酸、脂肪酸、矿物元素含量与大鼠血清矿物元素水平间的 Pearson 相关性分析

日粮氨基酸、脂肪酸、矿物元素含量与大鼠血清矿物元素水平间的 Pearson 相关性分析结果见表 5-4。日粮中的 Thr、Val、Ile、Leu、Ala 和 His 含量与大鼠血清中的 Mg^{2+} 水平显著相关；日粮中脂肪酸 C16∶0、C18∶0 和 C18∶2 含量与大鼠血清中的 Cu^{2+} 水平显著相关；日粮中脂肪酸 C18∶0 与大鼠血清中的 Zn^{2+} 水平显著相关；日粮中 Zn 和 Mg 与大鼠血清中的 Cu^{2+}、Zn^{2+} 水平显著相关。

表 5-4 日粮氨基酸、脂肪酸、矿物元素含量与大鼠血清矿物元素水平间的 Pearson 相关性分析结果

项目	相关系数	*P* 值	项目	相关系数	*P* 值
Thr-Mg^{2+}	−0.8493	0.0323	C18∶0-Cu^{2+}	−0.8256	0.0430
Val-Mg^{2+}	−0.8671	0.0253	C18∶0-Zn^{2+}	0.8684	0.0248
Ile-Mg^{2+}	−0.8255	0.0430	C18∶2-Cu^{2+}	0.9755	0.009
Leu-Mg^{2+}	−0.8470	0.0333	C22∶6-Zn^{2+}	−0.8218	0.0448
Ala-Mg^{2+}	−0.8372	0.0396	Zn-Cu^{2+}	−0.9128	0.0111
His-Mg^{2+}	−0.8277	0.0419	Zn-Zn^{2+}	0.8919	0.0169
C16∶0-Cu^{2+}	−0.8515	0.0311	Mg-Zn^{2+}	−0.8054	0.05

注：表中仅列出相关性达到显著水平的相关性分析结果。

5.3 讨论

本章通过检测一些与心功能、肝功能和肾功能相关的生化指标，来探讨不同原料肉日粮对大鼠生理的影响。试验结果表明，各组日粮对大鼠血清白蛋白水平、谷丙转氨酶活力、谷草转氨酶活力、谷氨酰转移酶活力和心肌型肌酸激酶同工酶活力影响差异不显著。

谷丙转氨酶和谷草转氨酶是广泛存在于动物体内的两种重要的转氨酶，参与蛋白质代谢。谷草转氨酶和谷丙转氨酶主要存在于组织细胞内，且在心脏、肝脏中活性最强。正常情况下，血浆中 GOT 和 GPT 活性很低。当心脏、肝脏等组织受损或通透性增大时，大量的 GOT 和 GPT 就会进入血浆。谷氨酰转移酶存在于肾、胰、肝、脾、肠、脑、肺、骨骼肌和心肌等组织中，在肝内主要存在于肝细胞浆和肝内胆管上皮中。GGT 对各种肝胆疾病均有一定的临床价值，在大多数肝胆疾病中，其活力升高，但在不同的肝胆疾病中，其升高的程度与其他血清酶活性的相对比例不尽相同。心肌型肌酸激酶同工酶主要存在于骨骼肌、脑和心肌组织中。正常情况下，绝大多数 CK-MB 位于肌细胞内。血液中 CK-MB 升高一般提示已有或正发生肌肉损伤。本试验中没有检测到这些酶发生明显差异，说明本试验的各种日粮没有给大鼠组织造成明显的损伤。

血清球蛋白是血清蛋白质的一部分，其中的免疫球蛋白能与外来的特异性抗原起免疫反应而保护机体，其含量的高低影响机体的抗病力。羊肉组与鸭肉组和狗肉组大鼠血清白球比有显著差异，提示羊肉与鸭肉和狗肉对大鼠的免疫功能存在不同影响。

碱性磷酸酶是广泛分布于人体肝脏、骨骼、肠、肾和胎盘等组织，经肝脏向胆外排出的一种酶。血清中碱性磷酸酶主要来源于肝脏和骨骼，临床上常用于肝胆系统及骨骼系统疾病的诊断及预后判断。AKP 能催化核酸分子脱掉 5′磷酸基团，从而使 DNA 或 RNA 片段的 5′-P 末端转换成 5′-OH 末端。AKP 也是消化代谢的关键酶，AKP 活性高低可反映动物的生长状况。鸭肉组的 AKP 活力显著低于羊肉组和狗肉组，提示羊肉、鸭肉和狗肉日粮对大鼠的生长状况可能也产生了影响。

乳酸脱氢酶广泛存在于各个组织，但是在不同组织中的含量有差异，以肝、心肌、肾、肌肉和红细胞中含量最多。α-HBDH 在人体各组织中以心肌和肝脏含量最高，而心肌中含量为肝脏中的两倍，在排除肝脏损伤时，α-HBDH 可作为观察心肌损害的指标之一。当机体组织受损时，血清中 LDH 和 α-HBDH 活性会升高。本研究中，狗肉组 LDH 和 α-HBDH 活性高于羊肉组和鸭肉组，羊肉组和鸭肉组 LDH 和 α-HBDH 活性没有显著差异，可能说明狗肉组的致炎效应导致机体组织发生轻微损伤，使 LDH 和 α-HBDH 从细胞内溢出，表现为血清 LDH 和 α-HBDH 活性升高。豆粕组 LDH 和 α-HBDH 活性显著高于其他组，具体原因尚不清楚，有待进一步研究。

肌酐是肌细胞内肌酸的最终代谢产物。血清肌酐的浓度取决于肌肉中肌酐的产量和尿中肌酐的排泄量。血清肌酐在肾功能低下、有肌肉疾病时升高，在肌营养不良时降低。血清肌酐是诊断、监测肾功能受损及疗效观察的重要生化指标之一。BUN 是蛋白质分解的最终产物，也是反映蛋白质代谢的重要指标。尿酸是核酸组成单位中嘌呤核苷酸分解代谢的产物，大多数哺乳动物和禽体内有尿酸酶，可将尿酸分解成尿囊素，再进一步分解成 NH_3、CO_2 和 H_2O。高血压病可使肾脏血液循环障碍，局部组织缺 O_2，通过乳酸的作用减少尿酸盐的清除，促进尿酸的生成，血尿酸增高可进一步加重肾功能损害。一旦肾功能降低或丧失，就会引起不同内源性化学成分如尿素、肌酐、尿酸等物质在血液中蓄积，并引发多种疾病。本研究发现鸭肉组大鼠 BUN 水平显著高于羊肉组和狗肉组，而羊肉组尿酸明显低于鸭肉组和狗肉组，三组之间肌酐水平无显著差异，提示羊肉、鸭肉和狗肉日粮对机体蛋白质分解代谢、核酸分解代谢有不同影响。

本研究相关性分析结果表明，日粮中蛋白质的氨基酸组成和血清中的碱性磷酸酶、乳酸脱氢酶和 α-HBDH 活性有密切关系，提示羊肉、鸭肉和狗肉日粮对这些酶活力的不同影响可能与这些肉的氨基酸组成不同有一定关系。日粮中的一些脂肪酸（包括 C16∶0、C16∶1、C18∶1、C18∶2）的含量与大鼠血清中的 GPT、GOT 活性有显著相关性，提示羊肉、鸭肉和狗肉日粮对这些酶活力的不同影响可能与肉本身的脂肪酸组成不同有一定关系，具体机理尚需深入研究。

日粮中的 Mg 含量与大鼠血清中的尿素氮、肌酐水平有显著相关性，表明羊肉、鸭肉和狗肉日粮对这些代谢物水平的不同影响可能与这些肉中 Mg 含量不同有一定关系。日粮中的 Cu 含量和大鼠血清中的 GPT、GOT 和 LDH 活性显著相关，提示羊肉、鸭肉和狗肉日粮对 GPT、GOT 和 LDH 活性的不同影响可能与这些肉中 Cu 含量不同也有一定关系。日粮中的 Ca 含量和大鼠血清中的 AKP 活性显著相关，提示羊肉、鸭肉和狗肉日粮对 AKP 活性的不同影响可能与这些肉中 Ca 含量不同也有一定关系，但机理还需要进一步研究。

矿物元素与机体各项机能活动休戚相关。本研究结果表明饲喂羊肉、鸭肉和狗肉日粮对大鼠的矿物元素代谢也有一定影响。Cu 是体内必需微量元素，为单胺氧化酶及细胞色素氧化酶的组成成分。例如，细胞色素 C 氧化酶在能量代谢中发挥非常重要的作用；赖氨酰氧化酶使胶原和弹性蛋白产生交联；亚铁氧化酶氧化 Fe 与运 Fe 蛋白结合在血浆中循环或释放入组织。缺 Cu 时，细胞色素 C 氧化酶减少，活性下降。秦明安等（1991）研究表明，生长发育落后儿童血清甲状腺素水平低于正常儿童，但 Cu^{2+} 水平高于正常儿童。这与本研究中鸭肉组甲状腺素水平较低，而 Cu^{2+} 水平较高的结果一致。反之，羊肉组大鼠血清甲状腺素水平较高，而 Cu^{2+} 水平则较低，同样说明血清甲状腺素水平与 Cu^{2+} 水平有负相关关系。相关性分析结果也表明血清 Cu^{2+} 水平和 T_3 水平存在负相关。羊肉组大鼠血清 Cu^{2+} 水平显著下降，可能与羊肉组日粮 Cu 含量较低有关，也有可能是机体负反馈调节的结果。从本书第三章可知羊肉组大鼠血清中甲状腺素水平较高，机体能量代谢旺盛，因此机体可能通过对 Cu^{2+} 水平的负反馈调节，使 Cu^{2+} 水平下降，从而抑制与能量相关酶活性。但是这种猜测需要进一步证实。此外，本研究还发现日粮中的 C16：0 和 C18：0 含量与大鼠血清中的 Cu^{2+} 水平呈负相关，C18：2 含量与大鼠血清中的 Cu^{2+} 水平呈正相关。羊肉组日粮中 C16：0 和 C18：0 含量较高，鸭肉组日粮中 C18：2 含量较高，这与羊肉组大鼠血清中 Cu^{2+} 水平较低而鸭肉组大鼠血清中 Cu^{2+} 水平较高相吻合。因此，羊肉组、鸭肉组和狗肉组大鼠血清 Cu^{2+} 水平的差异可能与日粮中 Cu 含量、C16：0、C18：0 和 C18：2 的含量不同以及机体对血清中 Cu^{2+} 水平的反馈调节均有一定关系。

Zn 也是人体最重要的微量元素之一，含量约 0.22g，是 80 多种酶的主要成分和激活剂，广泛参与核酸及蛋白质的合成、糖和能量代谢及氧化还原过程。每分子胰岛素中含两个 Zn 原子，推测 Zn 与胰岛素的合成、分泌、贮存、降解、生物活性和抗原性有关。由胰岛原转变为有活性的胰岛素的激活过程需 Zn 参与。Zn 可提高胰岛素的稳定性，去 Zn 后，胰岛素蛋白容易变性而失去生物活性。从本书第三章可知羊肉组大鼠血清中胰岛素水平显著高于鸭肉组，这与本章研究结果中羊肉组大鼠血清 Zn^{2+} 水平显著增高相一致。Zn 缺乏影响下丘脑-垂体-靶细胞轴，影响垂体释放 TSH、ACTH、促性激素等，引起甲状腺功能减退，T_3、T_4 下降。因此，本研究中羊肉组大鼠血清中 Zn^{2+} 水平较高可能与其血清中甲状腺素水平较高有一定关系，即 Zn 促进了甲状腺素的分泌。本研究还发现日粮中的 Zn 含量与血清 Zn^{2+} 水平存在显著正相关，这与羊肉组日粮 Zn 含量及血清 Zn^{2+} 水平最高相吻合。另外，本研究发现日粮中 Zn 含量与血清 Cu^{2+} 水平呈显著负相关，这可能是因为日粮中的 Zn 对 Cu 的吸收有拮抗作用（羊肉组日粮 Zn 含量约为 Cu 含量的 7 倍）。因此，羊肉组血清 Cu^{2+} 水平较低，也与羊肉组日粮 Zn 含量较高，从而影响了 Cu 的吸收有关。狗肉组的结果也基本符合上述情形。

Ca^{2+} 是机体多种生理活动不可缺少的离子。Ca^{2+} 参与维持细胞膜两侧的生物电位、维持正常的神经传导功能、维持正常的肌肉伸缩与舒张功能以及神经-肌肉传导功能，还有一些激素的作用需要 Ca^{2+} 辅助才能实现。血清 Ca^{2+} 水平主要受甲状旁腺素（PTH）、胰高血糖素和降钙素以及低镁血症的调节，在正常人体内这些因素相互制约、相互协调，以适应环境变化和保持血钙浓度的相对恒定。本研究中鸭肉组大鼠血清中 Ca^{2+} 水平最低，这对机体神经和内分泌都会产生一定影响。研究证明缺 Ca 会导致 Na^+-K^+-ATP 酶和 Ca^{2+}-ATP 酶活性下降，影响神经递质的释放和兴奋的传递。儿童缺 Ca 会导致骨骼和牙齿发育不良、甲状腺机能减退、患佝偻病等。本研究中鸭肉组和羊肉组、狗肉组日粮中 Ca 含量接近，然而鸭肉组大鼠血清中 Ca^{2+} 水平却显著低于羊肉组和狗肉组，这种现象是否与鸭肉组大鼠血清中甲状腺素水平较低有关还需要进一步研究。

Fe 是人体必需微量元素之一，成人体内含 Fe 约 4.0～5.0g，占体重的 0.004%，约 3/4 的 Fe 结合在能携带氧分子的血红蛋白和运铁蛋白（血浆）中。Fe 缺乏的状况日益严重，尤其是小细胞低色素性贫血会损害成人的体能和耐力。本研究中羊肉组日粮中 Fe 含量较低，然而羊肉组大鼠血清中 Fe 水平却显著高于鸭肉组和狗肉组。羊肉组大鼠血清中 Fe 水平较高，这可能与机体能量代谢旺盛相关，但是引起这种现象的原因还不清楚。

综上所述，饲喂羊肉、鸭肉和狗肉日粮对大鼠血清多种生化指标存在不同程度的影响，由此导致机体的生理活动出现差异，其作用机理还需进一步研究。

5.4 小结

试验中羊肉组、鸭肉组和狗肉组大鼠血清总蛋白、白蛋白、肌酐和胆固醇水平以及谷丙转氨酶、谷草转氨酶、谷氨酰转移酶、α-羟基丁酸脱氢酶和心肌型肌酸激酶同工酶活性没有显著差异（$P>0.05$）。狗肉组球蛋白水平显著低于羊肉组（$P<0.05$），羊肉组白球比显著低于狗肉组和鸭肉组（$P<0.05$）。羊肉组碱性磷酸酶活力（AKP）显著高于鸭肉组和狗肉组（$P<0.05$）。羊肉组和鸭肉组乳酸脱氢酶活力显著低于狗肉组（$P<0.05$）；鸭肉组肌酸激酶活力显著高于狗肉组（$P<0.05$）。鸭肉组尿素氮显著高于羊肉组和狗肉组（$P<0.05$）；狗肉组尿酸显著高于羊肉组（$P<0.05$）。三种肉日粮对胆固醇影响差别不大（$P>0.05$）。

相关性分析结果表明，日粮中蛋白质的氨基酸组成和血清中的碱性磷酸酶、乳酸脱氢酶和 α-HBDH 活性有密切关系；日粮中的一些脂肪酸（包括 C16：1、C18：1）的含量与大鼠血清中的 GPT、GOT 活性有显著相关性；日粮中的 Mg 含量与大鼠血清中的尿素氮、肌酐水平有显著相关性；日粮中的 Cu 含量和大鼠血清中的 GPT、GOT 和 LDH 活性显著相关；日粮中的 Ca 含量和大鼠血清中的 AKP 活性显著相关。

饲喂羊肉、鸭肉和狗肉日粮，能够对大鼠血清矿物元素 Cu^{2+}、Zn^{2+}、Fe^{2+}、Ca^{2+} 水平产生不同的影响。与基础组和鸭肉组相比，

羊肉组大鼠血清中 Cu^{2+} 水平显著下降（$P<0.05$）；三种肉日粮饲喂的大鼠相比较，鸭肉组大鼠血清中 Cu^{2+} 水平显著高于羊肉组和狗肉组大鼠（$P<0.05$）。狗肉组和羊肉组大鼠血清 Cu^{2+} 水平差异不显著。和基础组与鸭肉组相比，羊肉组大鼠血清 Zn^{2+} 水平显著提高（$P<0.05$）。鸭肉组大鼠血清中 Ca^{2+} 水平最低，与基础组、羊肉组和狗肉组相比都差异显著（$P<0.05$）。三种肉日粮组大鼠相比较，羊肉组大鼠血清中 Fe^{2+} 元素水平最高，与鸭肉组和狗肉组差异显著（$P<0.05$）。四组大鼠血清中 Mg^{2+} 元素水平没有出现显著差异（$P>0.05$）。

第六章

饲喂羊肉、鸭肉和狗肉日粮对大鼠血清细胞因子以及免疫球蛋白含量和免疫器官的影响

羊肉、鸭肉和狗肉是我国传统的食药两用、营养丰富的肉类食品。由中医典籍及临床实践可知，羊肉暖寒温胃，益肾壮阳，活血通络，醒脑开窍，尤以羊羔肉为最。羊肉属大热之品，因此凡有发热、牙痛、口舌生疮、咳吐黄痰等上火症状的人都不宜食用。患有肝病、高血压、急性肠炎或其他感染性疾病的病人，或者在发热期间也不宜食用。而鸭肉性寒、味甘、咸，归脾、胃、肺、肾经；可滋五脏之阴、清虚劳之热、补血行水、养胃生津、清热健脾，适用于体内有热、上火的人食用；发低热、体质虚弱、食欲不振、咽干口渴、粪便干燥和水肿的人，食之更佳。但是对于胃部冷痛、腹泻清稀、腰痛及寒性痛经以及肥胖、动脉硬化、慢性肠炎者应少食；感冒患者不宜食

用。狗肉则发热动火，生痰发渴，具有温肾助阳、温暖腰膝的作用，但凡病人阴虚内热、多痰多火慎勿食之。

虽然中国人很早就注意到这些肉类食物对人体有不同的调节作用，但是往往只能靠中医理论对其进行阐述。目前，对羊肉、鸭肉和狗肉是如何发挥生物学功能，又是通过什么方式对免疫系统进行调节的，还不是很清楚。现代营养学认为食品不仅为生命活动提供营养、能量，更重要的是食品通过调节细胞因子网络来调节免疫网络、信息传递网络和代谢网络，从而控制着机体的健康和生命活动。细胞因子（cytokine）是一组具有生物活性的多肽或者蛋白质，由很多免疫系统的细胞和其他细胞相互作用诱导产生，可以作用于其他细胞。它们和相应的靶细胞外膜上的受体结合，依赖于细胞和所作用的细胞因子产生某种反应。而且经常是靶细胞在刺激下产生另外的细胞因子。细胞因子间这种复杂的关系被称为细胞因子网络。

本研究通过动物试验，研究羊肉、鸭肉和狗肉日粮对大鼠血清致炎、抗炎细胞因子、免疫球蛋白以及免疫器官的脏体比的影响，从细胞因子、免疫球蛋白以及免疫器官脏体比的变化情况来探讨羊肉、鸭肉和狗肉不同的生物学功能，进而研究羊肉、鸭和狗肉对免疫系统的不同调节作用，对羊肉、鸭肉和狗肉对人体不同的生理作用进行科学的阐述，并为用羊肉、鸭肉和狗肉开发功能食品提供科学依据。

6.1　材料方法

6.1.1　动物饲养

6.1.1.1　试验动物

160只清洁级雄性SD大鼠［购于上海斯莱克实验动物有限责任公司，许可证号为SCXK(沪) 2007-0005］，4～5周龄，体重130～150g。

6.1.1.2 日粮配制

相关内容见 2.1.3.2 和表 2-2。

6.1.1.3 日粮营养成分分析

6.1.1.3.1 粗蛋白、粗脂肪、水分和灰分含量测定

相关内容见 2.1.3.3.1 和表 2-3。

6.1.1.3.2 氨基酸含量测定

相关内容见 2.1.3.3.2 和表 2-4。

6.1.1.3.3 日粮脂肪酸含量测定

相关内容见 2.1.3.3.3 和表 2-5。

6.1.1.3.4 日粮矿物元素含量的测定

相关内容见 2.1.3.3.4 和表 2-6。

6.1.1.4 饲养管理

大鼠饲养于南京农业大学食品科学技术学院实验动物房。室温为(23±3)℃，湿度为 75%±5%，大鼠自由饮水和采食。大鼠随机分为 5 组，32 只/组，均饲喂基础日粮 5d，然后进入试验期，分别饲喂基础日粮、豆粕日粮、羊肉日粮、鸭肉日粮和狗肉日粮，记录大鼠每天的采食量。于试验期第 1 天、第 9 天、第 19 天、第 29 天上午 9：00用电子秤测定大鼠体重。

6.1.2 测定指标

6.1.2.1 舌苔

眼睛观察，数码相机拍照。

6.1.2.2 粪便硬度

在试验第 9 天、第 13 天、第 24 天和第 31 天采集粪便样品。粪

便硬度的测定方法同第二章试验二。

6.1.2.3　体温

在试验第 1 天、第 9 天、第 19 天和第 29 天测定大鼠体温，测定方法同第二章试验二。

6.1.2.4　体重

用电子天平称量（精确到 1g）。

6.1.2.5　血清细胞因子水平的测定

样品取自第三章试验一血清。血清 IL-1β、IL-2、IL-4、IL-6、IL-10 和 TNF-α 浓度的测定采用北京北方生物技术研究所有限公司提供的放射免疫分析试剂盒，批号分别为 20090130、20081130、20081020、20081020、20090120 和 20081220。按照药盒要求用放射免疫分析（RIA）测定，其计数结果用放免法数据处理软件处理，分别得出 IL-1β、IL-2、IL-4、IL-6、IL-10 和 TNF-α 浓度数据。

6.1.2.6　血清免疫球蛋白 IgA 和 IgG 含量的测定

样品取自第三章试验一血清。IgA 和 IgG 浓度的测定采用北京普尔伟业生物科技有限公司提供的放射免疫分析试剂盒，批号分别为 20071220 和 20071220。按照药盒要求用 RIA 测定，其计数结果用放免法数据处理软件处理，分别得出 IgA 和 IgG 浓度数据。

6.1.2.7　脏体比

大鼠饲养 30 天后，取肝脏、脾和肾脏并称重，然后分别与体重进行相比，计算脏体比值公式：脏体比＝脏器质量÷体重×100。

6.1.3　统计方法

实验数据用平均数±标准差表示，对结果用 SPSS（16.0）软件进行单因素方差分析、Duncan 多重比较分析，$P<0.05$ 为差异显著。对日粮氨基酸、脂肪酸、矿物元素含量与大鼠血清细胞因子、免疫球蛋白水平和肝脏指数、脾脏指数、肾脏指数进行 Pearson 相关性分析。

6.2 结果

6.2.1 饲喂羊肉、鸭肉和狗肉日粮对大鼠血清细胞因子水平影响

大鼠血清细胞因子水平测定结果见表 6-1。从表 6-1 可见饲喂狗肉日粮大鼠的 IL-1β 水平最高，差异显著（$P<0.05$），羊肉和鸭肉组的次之，豆粕组和基础日粮组最低，但是羊肉和鸭肉以及两个对照组之间差异不显著（$P>0.05$）。和 IL-1β 情况类似，饲喂狗肉大鼠的 IL-2 水平最高，和其他各组差异显著（$P<0.05$）；羊肉组和鸭肉组的次之，这两组的水平远远高于对照基础日粮组，差异显著（$P<0.05$）。饲喂羊肉日粮大鼠的 IL-4 水平最高，达到 (5.72 ± 1.48)ng/mL，鸭肉组和狗肉组的较低，差异显著（$P<0.05$）。鸭肉组和狗肉组与豆粕组和基础日粮组差异都不显著（$P>0.05$）。饲喂狗肉的大鼠 IL-6 水平最高，达到 (0.27 ± 0.062)ng/mL，但这五组两两相比较差异不显著（$P>0.05$）。羊肉组的 IL-10 水平最高，鸭肉组次之，豆粕组的最低，其中羊肉组和鸭肉组与基础日粮组相比差异显著（$P<0.05$），羊肉组与鸭肉组和狗肉组相比差异显著（$P<0.05$）。狗肉组和羊肉组 TNF-α 的水平显著高于鸭肉组，差异显著（$P<0.05$），羊肉组和狗肉组与对照组（基础日粮组和豆粕组）相比差异不显著（$P>0.05$）。羊肉组和鸭肉组大鼠 IL-2 和 IL-10 显著高于豆粕组大鼠。这表明，同蛋白质水平的动物性蛋白质和植物蛋白质对某些细胞因子的影响存在差异。

表 6-1　大鼠血清细胞因子水平测定结果

项目	基础日粮	豆粕日粮	羊肉日粮	鸭肉日粮	狗肉日粮
IL-1β /(ng/mL)	0.161±0.038[c]	0.166±0.046[bc]	0.191±0.030[bc]	0.20±0.02[ab]	0.23±0.06[a]
IL-2 /(ng/mL)	2.44±1.30[b]	—	5.58±2.78[a]	5.13±2.06[a]	9.62±4.64[c]
IL-4 /(ng/mL)	4.97±1.4[ab]	4.41±1.05[ab]	5.72±1.48[a]	4.29±0.98[b]	3.81±1.66[b]
IL-6 /(ng/mL)	0.21±0.08[a]	0.26±0.11[a]	0.25±0.07[a]	0.26±0.08[a]	0.27±0.062[a]
IL-10 /(ng/mL)	93.40±20.8[c]	—	159.20±20.81[a]	129.80±45.88[b]	106.36±14.23[cb]
TNF-α /(fmol/mL)	41.01±4.88[ab]	43.19±9.07[ab]	48.20±7.05[a]	40.87±6.99[b]	49.49±6.84[a]

注：数值表示为平均值±标准差（n=10）；每行上标不同字母者差异显著（P<0.05）。

6.2.2　饲喂羊肉、鸭肉和狗肉日粮对大鼠血清IgA和IgG水平影响

大鼠血清IgA和IgG水平测定结果见表6-2。从表6-2可见，羊肉组大鼠血清IgA水平最高，豆粕组和狗肉组次之，鸭肉组的最低。羊肉组和鸭肉组血清IgA水平差异显著（P<0.05），和基础日粮组、豆粕组及狗肉组相比差异不显著（P>0.05）。鸭肉组IgG水平略高，但是差异并不显著（P>0.05），基础日粮组、豆粕组、狗肉组和羊肉组的水平相当，各组两两相比差异不显著（P>0.05）。

表 6-2　大鼠血清中免疫球蛋白含量

项目	基础日粮	豆粕日粮	羊肉日粮	鸭肉日粮	狗肉日粮
IgA /(μg/mL)	0.053±0.021[ab]	0.0516±0.017[ab]	0.061±0.018[a]	0.0431±0.018[b]	0.0511±0.012[ba]
IgG /(μg/mL)	0.247±0.059	0.2461±0.051	0.247±0.032	0.2540±0.0538	0.2442±0.052

注：数值表示为平均值±标准差（n=10）；每行上标不同字母者差异显著（P<0.05）。

6.2.3 饲喂羊肉、鸭肉和狗肉日粮对大鼠肝脏、脾脏和肾脏的脏体比影响

大鼠肝脏、脾脏和肾脏的脏体比测定结果见表6-3。从表6-3可见，豆粕组和基础日粮组相比，脏体比呈下降趋势，其中肝体比和脾体比差异显著（$P<0.05$）。和同蛋白水平的豆粕组相比，饲喂羊肉、鸭肉和狗肉日粮的大鼠脏体比值都比较大，特别是鸭肉组，三个脏体比都显著高于豆粕组（$P<0.05$），狗肉组的肝体比和肾体比显著高于豆粕组（$P<0.05$），羊肉组只有肝体比显著高于豆粕组（$P<0.05$）。三种肉日粮组大鼠相比较，肝体比没有显著差异，而脾体比和肾体比有所不同。鸭肉组的脾体比显著高于狗肉组（$P<0.05$），羊肉组和狗肉组则差异不明显（$P>0.05$）。鸭肉组和狗肉组肾体比显著高于羊肉组（$P<0.05$），鸭肉组和狗肉组相比差异不显著（$P>0.05$）。三种肉日粮组大鼠相比较，总体而言，鸭肉组大鼠的脏体比值比较高。

表6-3 大鼠肝体比、脾体比和肾体比

项目	基础日粮	豆粕日粮	羊肉日粮	鸭肉日粮	狗肉日粮
肝体比	4.86 ± 0.39^{a}	3.23 ± 0.27^{c}	4.22 ± 0.21^{b}	4.36 ± 0.559^{b}	4.24 ± 0.45^{b}
脾体比	0.23 ± 0.04^{ab}	0.19 ± 0.04^{c}	0.22 ± 0.04^{abc}	0.24 ± 0.026^{a}	0.20 ± 0.04^{bc}
肾体比	0.78 ± 0.08^{b}	0.75 ± 0.05^{b}	0.79 ± 0.07^{b}	0.898 ± 0.06^{a}	0.86 ± 0.09^{a}

注：1. 数值表示为平均值±标准差（$n=10$）；每行上标不同字母者差异显著（$P<0.05$）。
2. 脾脏是免疫器官，肝脏和肾脏不是免疫器官。

6.2.4 日粮氨基酸、脂肪酸、矿物元素含量与大鼠血清细胞因子水平、免疫球蛋白水平和脾脏、肝脏及肾脏指数Pearson相关性分析结果

日粮氨基酸、脂肪酸、矿物元素与大鼠血清细胞因子、免疫球蛋白水平和肝脏、脾脏及肾脏指数间的Pearson相关性分析结果（见

表 6-4)。从表 6-4 可见，日粮中的 Gly 含量与大鼠血清中的 IL-1β 和 IL-2 水平显著正相关；日粮中 Val 和 Pro 含量与大鼠血清中的 IL-6 水平显著正相关；日粮中 Met 与大鼠肾体比正相关；日粮中脂肪酸 C18：2 含量与大鼠血清中的 TNF-α 水平显著负相关；日粮中脂肪酸 C16：0 和 C18：0 与大鼠血清中的 IgA 水平显著正相关；日粮中脂肪酸 C18：2 和 C18：3 与大鼠血清中的 IgA 水平显著负相关；日粮中 Zn 与大鼠血清中的 TNF-α 水平显著正相关；日粮中 Mg 含量与大鼠血清中的 IL-1β 和 IL-2 水平显著负相关。

表 6-4 日粮氨基酸、脂肪酸、矿物元素含量与大鼠血清细胞因子、免疫球蛋白水平和肝脏、脾脏及肾脏指数间的 Pearson 相关性分析

项目	相关系数	*P* 值	项目	相关系数	*P* 值
Gly-IL-1β	0.9001	0.0145	C16：0-IgA	0.9352	0.0062
Gly-IL-2	0.8956	0.0156	C18：0-IgA	0.8130	0.0492
Val-IL-6	0.8211	0.045	C18：2-IgA	−0.8798	0.0208
Asp-IL-6	0.8021	0.0549	C18;3-IgA	−0.8766	0.0219
Pro-IL-6	0.9196	0.0094	Mg-IL-2	−0.8849	0.0191
Fe-IL-6	−0.8313	0.0041	Mg-IL-1β	−0.8936	0.0164
Ca-IL-6	−0.9935	0.001	Zn-TNF-α	0.9202	0.0093
C18：2-TNF-α	−0.8509	0.0317	Met-kidney index(肾体比)	0.8104	0.05

注：表中仅列出相关性达到显著水平的相关性分析结果。

6.3 讨论

6.3.1 饲喂羊肉、鸭肉和狗肉日粮对大鼠血清细胞因子的影响

细胞因子是细胞分泌的具有多种生物活性的蛋白质，在机体的免疫应答过程中，细胞因子可以直接或间接地影响到抗原提呈、淋巴细胞对抗原的识别、淋巴细胞的分化成熟及抗体产生等多种过程，发挥重要的免疫调节作用。因此，细胞因子表达的改变常作为被评价免疫

功能状态的一个重要方面。细胞因子的异常分泌（过表达或低表达）可参与许多免疫病理过程。IL-2 是 T 细胞生长因子，能使 T 细胞在试管内长期存活，刺激 T 细胞进入细胞分裂周期。IL-2 也能增强 T 细胞的杀伤活性，在体外它与 IL-4、IL-5 和 IL-6 一起共同诱导细胞毒性 T 细胞（Tc）的产生，并使其活性大大增强，延长其生长期；在体内 IL-2 也能增强抗原诱导的 Tc 活性，甚至可以辅助抗原和半抗原直接在裸鼠体内诱导产生 Tc。IL-4 是由活化的 Th2 细胞（辅助型 T 细胞 2）产生的一种细胞因子，具有多种生物学效应，在 T 细胞、B 细胞、巨噬细胞的增殖分化及功能调控方面起重要调节作用。IL-10 与 IL-2、IL-4、IL-7 一起刺激 T 细胞增殖；抑制 Th2 细胞产生细胞因子；和 IL-2 一起诱导 CTL（细胞毒性 T 细胞）；诱导休止期 B 细胞表达 MHC-Ⅱ；和 IL-3、IL-4 一起刺激肥大细胞增殖。TNF-α 主要由活化的单核巨噬细胞和活化 T 淋巴细胞产生，在正常情况下，血浆中有较低水平的 TNF-α，对维持内环境的稳定和组织的更新改建以及免疫系统的个体发育和调节起着重要作用。同时 TNF-α 还具有直接杀伤肿瘤细胞的作用。

本研究结果表明，除 IL-6 差别不大外，饲喂羊肉、鸭肉和狗肉日粮对所测的其他细胞因子均有不同程度的影响。和饲喂鸭肉组大鼠相比，饲喂羊肉组的 IL-2、IL-4、IL-10、TNF-α 含量都有所升高，特别是对 IL-4 和 TNF-α 的影响达到显著水平，表明羊肉可促进 T 细胞增殖，提高机体的免疫功能。狗肉组的 IL-2 和 TNF-α 水平显著高于鸭肉组，IL-1β 和 IL-2 水平显著高于羊肉组，但是狗肉组的 IL-4、IL-10 显著低于羊肉组。说明与鸭肉和羊肉相比，狗肉可显著提高机体的免疫功能，甚至有一定的致炎效应。这些结果提示狗肉和羊肉非常适合免疫机能低下患者食用，而鸭肉适合免疫机能亢进患者食用。

值得注意的是本研究发现日粮中的 Gly 含量与大鼠血清中的 IL-1β 和 IL-2 水平显著正相关；日粮中 Val 和 Pro 含量与大鼠血清中的 IL-6 水平显著正相关；日粮中脂肪酸 C18：2 含量与大鼠血清中的

TNF-α 水平显著负相关。日粮中的 Fe 和 Ca 含量与血清 IL-6 水平呈显著负相关；Mg 含量与血清 IL-1β 和 IL-2 含量呈显著负相关；Zn 含量与血清 TNF-α 呈显著正相关。这些结果说明羊肉、鸭肉和狗肉日粮氨基酸和脂肪酸的组成以及矿物元素含量上的差异可能是导致羊肉组、鸭肉组和狗肉组大鼠血清细胞因子水平不同的主要原因，但其机理尚需进一步研究。

6.3.2 饲喂羊肉、鸭肉和狗肉日粮对大鼠血清免疫球蛋白水平的影响

羊肉对 IgA 含量影响最大，羊肉能升高大鼠血清中 IgA 含量。IgA 分血清型和分泌型两种，血清型 IgA 可介导调理吞噬 ADCC（依赖抗体的细胞毒性）作用；分泌型 IgA（SIgA）是机体黏膜防御系统的主要成分，覆盖在鼻、咽、气管、肠和膀胱黏膜的表面，它能抑制微生物在呼吸道上皮附着，减缓病毒繁殖，是黏膜重要屏障，对某些病毒、细菌和一般抗原具有抗体活性。外来抗原进入呼吸道或消化道，局部免疫系统受到刺激后，无需中央免疫系统的参与，自身就可进行免疫应答，产生分泌型抗体，即 SIgA。已有研究证明，呼吸道分泌液中 SIgA 含量的高低直接影响呼吸道黏膜对病原体的抵抗力。本研究未测定肠道和呼吸道等部位的 SIgA 含量，因此尚无法判断羊肉对 SIgA 的分泌是否也产生显著影响。

羊肉、鸭肉和狗肉日粮对 IgG 含量高低没有明显影响。IgG 是血清免疫球蛋白的主要成分，它占总的免疫球蛋白的 75%，是初级免疫应答中最持久、最重要的抗体，它仅以单体形式存在。大多数抗菌性、抗毒性和抗病毒抗体属于 IgG，它在抗感染中起到主力军作用，它能够促进单核巨噬细胞的吞噬作用（调理作用），中和细菌毒素的毒性（中和毒素）和病毒抗原结合使病毒失去感染宿主细胞的能力（中和病毒）。IgG 没有发生变化说明羊肉、鸭肉和狗肉日粮对机体主要的免疫球蛋白 IgG 没有太大的影响。

近年来，随着脂肪酸营养研究的不断深入，人们逐渐认识到脂肪酸不仅是人体的能量来源，某些脂肪酸还是体内活性物质的前体，能发挥特殊的生理作用。特别是不饱和脂肪酸对疾病的发生和肿瘤的生长有明显的抑制作用。大量实验证明不同量和类型的脂肪酸对细胞因子和免疫系统具有重要的调节作用，例如：ω-6 型脂肪酸具有引发炎症的作用，而 ω-3 型脂肪酸则具有抗炎症作用。ω-3 型脂肪酸已经用来作为 ω-6 型脂肪酸的拮抗剂治疗慢性炎症；脂肪酸和它们的氧化产物是过氧化物酶体增殖物激活受体（peroxisome proliferator-activated receptors，PPARs）的配基。PPARs 的作用非常广泛，除参与脂质和脂蛋白代谢、体内糖平衡调节外，还涉及脂肪细胞、单核细胞和巨噬细胞等多种细胞的分化，抑制致炎细胞因子产生及炎症反应等。本研究日粮氨基酸、脂肪酸、矿物元素含量与大鼠血清免疫球蛋白水平间的 Pearson 相关性分析结果表明日粮中 C16∶0 和 C18∶0 含量与大鼠血清中 IgA 水平呈正相关，C18∶2 和 C18∶3 含量与大鼠血清中 IgA 水平呈负相关，说明饱和脂肪酸（如 C16∶0 和 C18∶0）和不饱和脂肪酸（如 C18∶2 和 C18∶3）对 IgA 水平具有相反的作用，但其生理机制有待进一步研究。

6.3.3 饲喂羊肉、鸭肉和狗肉日粮对大鼠肝脏、肾脏和脾脏的脏体比影响

羊肉、鸭肉和狗肉都有“补虚”的作用，鸭肉还有“健脾”的作用。值得注意的是，从试验结果看，羊肉组、鸭肉组和狗肉组肝体比和脾体比都比较高，特别是对肝脏，和同蛋白水平的豆粕组相比都有显著差异。三种肉日粮对大鼠肝脏、脾脏和肾脏的脏体比影响也不同。日粮氨基酸含量与大鼠肝脏、肾脏和脾脏指数间的 Pearson 相关性分析结果表明日粮中蛋氨酸含量与大鼠肾体比显著正相关，其深入的作用机理还需进一步研究。

近年来的许多研究表明食物能够影响机体内细胞因子的变化，从

而影响到内分泌、免疫和神经功能活动。食品不仅为生命活动提供营养、能量，更重要的是食品通过调节细胞因子网络来调节免疫网络、信号传递网络、神经、内分泌、免疫以及代谢网络，最后影响整个机体的生理功能。

研究发现，小麦醇溶蛋白及其水解肽段可以刺激老鼠腹膜巨噬细胞产生 TNF-α、IL-8、IL-10、RANTES（T 细胞激活性低分泌因子）和 NO 合成酶可诱导形式。实验还证明，食品蛋白，如醇溶蛋白、大豆蛋白或卵清蛋白也可以激活人类单核细胞系释放细胞因子和趋化因子，从而诱发腹部慢性炎症，甚至过敏性肠炎。有人研究了螺旋藻蛋白质的胃蛋白酶水解多肽对雌性大耳白兔血清细胞因子水平的影响，结果显示细胞因子 IL-1β、IL-6、IL-12 和 IL-4 等都发生了显著变化。因此，羊肉、鸭肉和狗肉有可能在动物机体消化道内经过消化，隐藏在肌肉蛋白序列中的肽被释放出来，产生具有生理效应的活性肽，从而对机体血清中细胞因子和免疫球蛋白以及免疫器官产生不同影响。可以进一步做体外蛋白酶水解试验，结合指纹图谱找出细胞因子变化和肽谱的关系，从而找出起主要作用的活性多肽，进行深入研究。

6.4　小结

饲喂羊肉、鸭肉和狗肉日粮对大鼠机体血清各种细胞因子水平会产生不同的影响。羊肉组 IL-4 和 TNF-α 水平显著高于鸭肉组；狗肉组的 IL-2 和 TNF-α 水平显著高于鸭肉组，IL-1β 和 IL-2 水平也显著高于羊肉组，但狗肉组的 IL-4、IL-10 水平显著低于羊肉组（$P<0.05$）。羊肉对血清 IgA 含量影响最大，羊肉能升高大鼠血清中 IgA 含量，而鸭肉和狗肉对 IgA 则没有显著的影响。羊肉、鸭肉和狗肉日粮对血清 IgG 含量高低没有明显的影响。饲喂羊肉、鸭肉和狗肉日粮的大鼠脏体比都比较大，特别是鸭肉组，肝脏、肾脏和脾脏的脏

体比都显著高于豆粕组（$P<0.05$），狗肉组的肝体比和肾体比显著高于豆粕组（$P<0.05$），羊肉组只有肝体比显著高于豆粕组（$P<0.05$）。三种肉日粮组大鼠相比较，肝体比没有显著差异。鸭肉组的脾体比显著高于狗肉组（$P<0.05$），羊肉组和狗肉组则差异不明显（$P>0.05$）。鸭肉组和狗肉组肾体比显著高于羊肉组（$P<0.05$），鸭肉组和狗肉组相比差异不显著（$P>0.05$）。三种肉日粮组大鼠相比较，总体而言，鸭肉组大鼠的脏体比数值比较高。

第七章

应用SELDI-TOF MS分析大鼠血清蛋白质指纹图谱

最新中医关于人体热证、寒证本质的研究认为：当人体处于热证或者寒证时，神经、内分泌、代谢、血液、免疫、病理都有相应的变化，而这些变化都在血液，特别是血清生化物质种类和数量的增减上体现出来。血清蛋白质组成与细胞、组织器官的整个机体的生理、病理以及状态密切相关，血清中物质变化蕴含着生理和病理发生发展的巨大信息。

传统蛋白质研究的方法如色谱分离纯化技术、二维电泳、质谱等方法因操作过程烦琐、耗时冗长、重复性差等缺点而不适合对蛋白质开展大规模的筛选研究。随着相关基础科学的发展，融合了生命科学与微电子科学、材料学等多门学科最新研究成果的表面增强激光解吸电离飞行时间质谱（surface enhanced laser desorption ionization time of flight mass spectrometry，SELDI-TOF MS）蛋白芯片诞生。SEL-

DI-TOF MS是一种可对复杂的生物样品（包括血清、淋巴液、脑脊液、尿、细胞分泌液等）直接进行质谱分析的蛋白质组分析平台，其特点是高通量、多功能、易使用、快速度和低成本，特别是样本不需进行精细的分离，粗样本就可直接点样。此外，用传统方法很难检测到的低丰度小分子肽利用SELDI-TOF MS也可以很容易地被检测出来。该技术目前常被用来筛选、寻找某种肿瘤或者疾病相关的蛋白质标志物。

利用SELDI-TOF MS技术研究羊肉、狗肉和鸭肉对血清蛋白质谱，特别是对一些种类繁多、性质各异的低丰度蛋白和小分子量蛋白（如细胞因子和肽类激素等）的影响，有助于揭示羊肉、鸭肉和狗肉对机体不同生理影响的内在机制，并为进一步研究提供十分重要的信息。

7.1 材料与方法

7.1.1 材料

7.1.1.1 试剂

尿素、乙腈、三氟乙酸、Tris-HCl(三羟甲基氨基甲烷盐酸盐)(pH 9.0)、CHAPS{3-[3-(胆酰胺丙基) 二甲氨基] 丙磺酸内盐}、DTT(二硫苏糖醇)、NaAc、HPLC H_2O高效液相色谱用水等均购自Sigma公司。

7.1.1.2 主要仪器

蛋白飞行质谱仪（PBS Ⅱc）美国Ciphergen公司生产，是一台表面增强激光解吸电离飞行时间质谱仪（SELDI-TOF）。

高速台式离心机（TGL-16B）：上海安亭科学仪器厂生产。

pH计（PB-20）：德国Sartorius公司生产。

电子天平（BS210S）：德国 Sartorius 公司生产。

振荡器（MS1）：广州仪科实验室技术有限公司（IKA）。

加热磁力搅拌器：广州仪科实验室技术有限公司（IKA）。

7.1.1.3　蛋白质芯片

本实验采用化学修饰的 CM10 芯片（弱阳离子交换芯片），其表面结合有弱阴性离子羧基，可以和被分析物表面的正电荷基团相互作用（如赖氨酸、精氨酸和组氨酸）而捕获蛋白，可用于检测高等电点的蛋白质和生物标记分子。

7.1.2　方法

7.1.2.1　血清采集

血清取自第二章试验二大鼠，其中狗肉组 10 个血清样品，羊肉组 9 个，鸭肉组 10 个，基础料组 8 个，共计 37 个血清样品。

7.1.2.2　血清样品处理

从−70℃冰箱中取出血清，于 4℃、10000r/min 离心 2min。取 5μL 上清，加 10μL U9 处理液（9mol·L^{-1}尿素，2%CHAPS，1% DTT，50mmol·L^{-1} Tris-HCl，pH9.0），充分混匀，冰浴振荡 30min 后取出，加入 185μL 结合缓冲液（50mmol·L^{-1} NaAc，pH4.0），立即混匀。

7.1.2.3　上样及洗脱

将 CM10 芯片装入生物处理器中，每孔加入 200μL 结合缓冲液，室温振荡洗涤 2 次，每次 5min，甩干。每孔分别加入 100μL 样品混合液，振荡孵育 1h，甩去样品，用 200μL 洗脱缓冲液（50mmol·L^{-1} NaAc，pH4.0）室温振荡洗涤 2 次，每次 5min，甩干；再用 HPLC

H_2O 洗涤一次，立即甩干。拆开生物处理器，取出芯片，晾干后，每点点加 2 次 0.5μL SPA[10-(3-磺丙基) 吖啶镝内盐]，晾干后即可上机测量。

7.1.2.4 数据采集

采用蛋白飞行质谱仪（PBSⅡ-C 型）对结合在弱阳离子 CM10 芯片上的血清蛋白进行读取分析，设定最高检测分子质量为 50kDa，优化范围为 2～20kDa(数据本身单位是质荷比，当电荷设定为 1 时，数值和分子量相等)，激光强度 225，检测敏感度为 8。考虑到基质峰的存在，将 2kDa 以下的峰滤去，以免基质峰对结果造成干扰。采用 Ciphergen Proteinchip3.1 版本的分析软件自动采集数据，采用 Biomarker Wizard 软件分析实验前后血清的蛋白质指纹图谱差异。

7.1.2.5 统计分析

采用 Ciphergen Proteinchip3.1 及 Biomarker Wizard 软件对数据进行统计学处理后，建立 Excel 数据库，应用 Statistica8.0 多变量检测技术（multivariate exploratory techniques，MET）中的主成分和聚类分析方法（PCCA，principal components & classification analysis）以及因子分析（factor analysis）方法处理数据。PCCA 的原理和作用简单介绍如下：

PCCA 是研究将多指标问题转化为较少的综合指标的一种重要的统计方法，可以用来检验多个数值变量之间的关系。PCCA 通过对多个原始变量相关矩阵或者协方差矩阵内部结构关系的研究，利用原始变量的线性组合将分量相关的原始变量转换成分量不相关的综合指标（主成分)，使复杂的问题变得简单直观。然后利用几个主成分来分析筛选回归变量，构造回归模型，同时进行综合评价，并可以对变量进行分类，在保留原始变量主要信息的前提下起到简化问题的作用，使得在研究复杂问题时更容易抓住主要矛盾。通过主成分分析，可以从事物之间错综复杂的关系中找到一些主要成分，从而能有效利用大量统计数据进行分析，并揭示多个变量之间的内在关系。

7.2 结果

7.2.1 应用 SELDI-TOF MS 技术分析各组大鼠血清蛋白质图谱

各组大鼠血清蛋白质图谱见图 7-1，对部分 m/z 在 5000～10000 之间的蛋白质峰做了标记。

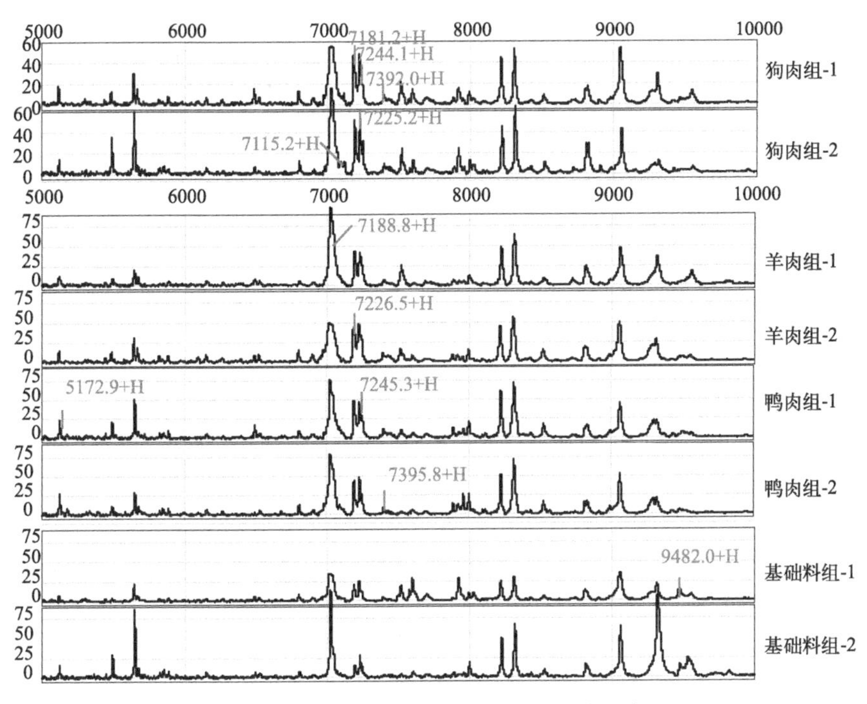

图 7-1　应用 SELDI-TOF MS 技术分析各组大鼠血清蛋白质图谱（m/z：5000～10000）

对 m/z 5172.9、5469.6、7188.8、7226.5、7245.3、7395.8、9482.5 几个蛋白质峰进行了标记

7.2.2 SELDI-TOF MS 质谱分析大鼠血清蛋白质数据单因素方差分析

用 Ciphergen Software 系统在分子质量为 2000～50000kDa 范围内对 3 组样品进行质谱分析（注：分子质量在 2kDa 者考虑为金属离子及基质影响，不予考虑），用 Biomarker Wizard 软件对分子量及能量校正后共获得 135 有效蛋白质峰，经过筛选，发现 24 个蛋白质峰差异显著（$P<0.05$）（见表 7-1）。m/z 在 5000～10000 的蛋白质峰见图 7-1。羊肉组和鸭肉组相比，共有 7 个差异显著的血清蛋白质峰（$P<0.05$）。其中羊肉组有三个蛋白质峰，m/z 分别为 5077.68、23445.3 和 38441.1，峰值比较高，特别是 m/z 5077.68，羊肉组比鸭肉组高出 5～6 倍。羊肉组和基础组有 13 个差异显著的峰（$P<0.05$），其中有 4 个蛋白质峰差异极显著（$P<0.01$）。鸭肉组和基础组有 15 个差异显著的峰（$P<0.05$），其中有 9 个蛋白质峰差异极显著（$P<0.01$）。狗肉组和羊肉组相比，共有 3 个差异显著蛋白峰（$P<0.05$），m/z 分别为 5384.6、6799.6 和 23445.3；和鸭肉组相比有 4 个差异显著蛋白峰（$P<0.05$），分别为 5077.7、5172.3、7087.7 和 38441.1。这些峰既有和羊肉组类似和鸭肉组差异显著的峰，又有和鸭肉组类似和羊肉组差异显著的峰，表明狗肉组和羊肉组、鸭肉组具有相同点，也有不同点。狗肉组和基础日粮组共有 8 个差异显著的蛋白峰（$P<0.05$）。血清质谱结果分析表明每一个组都具有与其他各组不同的显著差异。

表 7-1　各组大鼠血清中显著差异的蛋白质峰

序号	蛋白峰	基础日粮组	羊肉组	鸭肉组	狗肉组
1	3515.6	19.61 ± 10.21^{b}	27.42 ± 8.62^{ab}	30.96 ± 9.45^{a}	32.62 ± 10.31^{a}
2	5077.7	0.77 ± 0.25^{b}	2.24 ± 1.01^{a}	0.4 ± 0.27^{b}	1.78 ± 1.51^{a}
3	5172.3	1.83 ± 0.61^{a}	2.12 ± 0.75^{a}	4.14 ± 2.29^{b}	2.22 ± 1.20^{a}
4	5384.6	0.57 ± 0.78^{b}	1.82 ± 1.2^{a}	1.58 ± 1.51^{ab}	0.82 ± 0.7^{b}
5	6356.7	0.71 ± 0.48^{b}	2.19 ± 1.6^{a}	1.45 ± 1.26^{ab}	1.42 ± 1.11^{ab}

续表

序号	蛋白峰	基础日粮组	羊肉组	鸭肉组	狗肉组
6	6799.6	7.39 ± 2.05[b]	9.28 ±3.51[b]	9.93 ± 2.63[a]	10.17±2.89[a]
7	7087.7	7.44 ± 1.63[a]	8.22 ±4.04[a]	11.59 ± 2.87[b]	7.93±3.13[a]
8	7113.7	3.63 ± 1.14[b]	6.37 ±4.38[ab]	8.48 ± 2.27[a]	7.77±3.3[ab]
9	7188.6	23.66 ± 5.39[b]	39.54 ±8.57[a]	44.96 ± 7.73[a]	40.86±10.66[a]
10	7226.5	31.54 ± 6.01[b]	42.46 ±9.67[a]	47.58 ± 9.11[a]	41.07±11.47[a]
11	7245.3	14.55 ± 2.84[b]	22.57 ±8.18[a]	24.79 ± 5.07[a]	22.32± 7.08[a]
12	7394.2	4.56 ± 1.32[b]	7.94 ±2.34[a]	8.22 ± 1.94[a]	7.67±1.80[a]
13	7436.9	2.65 ± 0.86[b]	4.58 ±2.11[a]	4.91 ± 2.18[a]	3.54±1.38[ab]
14	7958.3	7.04 ± 3.21[ab]	5.86 ±2.1[a]	11.99 ± 6.98[b]	9.62±4.14[ab]
15	7998.3	18.3 ± 4.97[b]	13.06 ±5.24[a]	17.72 ± 4.9[ab]	16.59±7.5[ab]
16	9482.5	11.11 ± 3.25[b]	6.02 ±3.53[a]	6.7 ± 1.7[a]	6.85±3.31[ab]
17	9535.9	10.68 ± 6.31[b]	7.13 ±3.67[ab]	5.82 ± 3.41[a]	4.70±3.25[a]
18	13019.2	2.17 ± 0.89[b]	2.19 ±1.24[ab]	1.41 ± 0.36[a]	1.64±0.56[ab]
19	14019.0	0.75 ± 0.23[b]	1.82 ±0.94[a]	1.73 ± 0.33[a]	1.35±0.81[ab]
20	23445.3	1.75 ± 0.62[ab]	2.44 ±1.1[a]	1.53 ± 0.4[b]	1.55±0.64[b]
21	27309.6	0.78 ± 0.4[b]	1.31 ±0.5[a]	1.03 ± 0.34[ab]	1.08±0.18[ba]
22	27495.1	0.51 ± 0.22[b]	0.86 ±0.32[a]	0.66 ± 0.25[ab]	0.66±0.2[ab]
23	38441.1	0.13 ± 0.07[ab]	0.14 ±0.06[a]	0.09 ± 0.04[b]	0.14±0.09[a]
24	42367.2	0.11 ± 0.06[b]	0.19 ±0.08[a]	0.18 ± 0.07[a]	0.16±0.048[ab]

注：数值表示为平均值±标准差（n=10）；每行上标不同字母者差异显著（$P<0.05$）。

7.2.3　SELDI-TOF MS 质谱分析大鼠血清蛋白质数据主成分分析

将各组质谱数据导入 Statistica7.0 进行 PCCA 处理，对 135 个蛋白质峰进行主成分分析，经过比较提取主成分因子负荷分析（选取因子负荷大于 0.9 的蛋白峰），从质谱数据筛选得到 49 个蛋白质峰。然后对这 49 个蛋白峰值进行主成分分析，得到 3 个主成分，各主成分的特征值和贡献率见表 7-2。图 7-2 为主成分分析碎石图。

表 7-2　各个主成分的特征值和贡献率

主成分	特征值	贡献率/%	累计特征值	累计贡献率/%
1	24.03986	49.06095	24.03986	49.0609
2	15.43235	31.49460	39.47222	80.5555
3	9.52778	19.44446	49.00000	100.0000

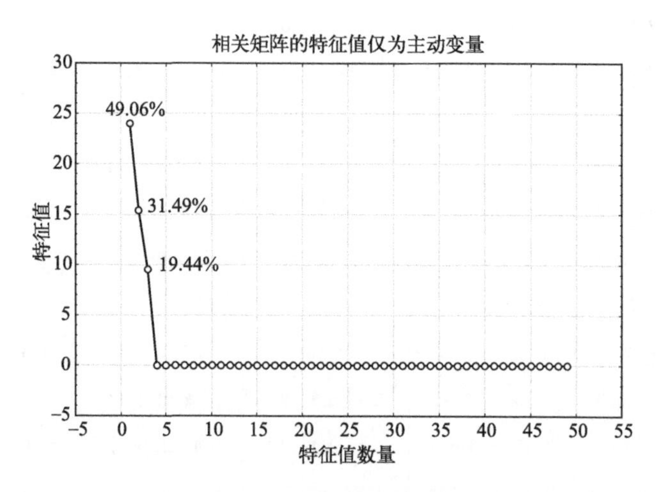

图 7-2　主成分分析碎石图

表 7-2 和图 7-2 显示第一主成分对总方差的贡献率为 49.06%，第二主成分对总方差的贡献率为 31.49%，两个主成分累计方差贡献率达到 80.55%，基本上反映了所有蛋白质谱数据所包含的全部信息，并且这两个主成分相互独立。用第一和第二主成分比较和分析饲喂羊肉、鸭肉和狗肉日粮对大鼠血清指纹图谱的综合指标，获得的相应特征向量见表 7-3。

表 7-3　主成分 1 和主成分 2 的特征向量

序号	蛋白峰 m/z	第一主成分 PC1	第二主成分 PC2
1	2090.36	−0.182247	−0.102903
2	2311.29	−0.187290	−0.085711
3	3501.66	0.155916	0.145601
4	3515.61	0.183662	0.077723
5	3874.25	−0.092139	0.225331
6	4191.97	0.195172	−0.013150
7	4230.19	0.160374	0.149471
8	4295.33	−0.183713	−0.101166

续表

序号	蛋白峰 m/z	第一主成分 PC1	第二主成分 PC2
9	4426.80	−0.154356	−0.152490
10	4662.81	−0.202786	−0.016834
11	4721.86	0.169775	0.079039
12	4914.80	0.047100	−0.021475
13	4962.07	0.091517	−0.083312
14	5015.66	−0.071653	0.219130
15	5077.68	0.016493	0.232341
16	5172.34	0.151293	−0.165833
17	5333.47	0.187012	0.052178
18	5491.33	0.038288	0.223968
19	5820.94	−0.158576	−0.158465
20	5849.43	0.143658	−0.169479
21	5995.66	0.079440	0.071887
22	6332.54	0.078626	−0.094464
23	7020.60	0.046347	−0.179834
24	7087.68	0.152351	−0.168595
25	7113.65	0.196920	0.016419
26	7188.56	0.202595	0.028249
27	7245.31	0.203000	0.018231
28	7394.15	0.197998	0.053930
29	7575.81	−0.034445	0.237900
30	7697.00	0.017148	0.249938
31	8904.32	−0.131030	0.184274
32	9265.82	−0.163772	−0.100964
33	9312.01	−0.197546	−0.021076
34	9482.47	−0.185524	−0.089375
35	9535.88	−0.178996	−0.092270
36	9936.18	−0.178406	−0.117706
37	11624.0	0.201057	0.042197
38	11836.3	0.114855	−0.083704
39	12113.6	0.011820	−0.058613
40	13581.3	0.202849	−0.012819
41	15014.7	−0.108966	0.026407
42	15376.3	−0.094088	0.097777
43	16324.8	0.075318	−0.230729

续表

序号	蛋白峰 m/z	第一主成分 PC1	第二主成分 PC2
44	30338.1	−0.072661	0.229364
45	30932.1	−0.089234	0.219887
46	38441.1	−0.089117	0.225741
47	39598.9	−0.143637	0.176611
48	46063.7	−0.072467	0.166652
49	46626.2	−0.059103	0.194817

表 7-3 中的各变量系数绝对值表示各性状对主成分贡献的大小，可以说某一主成分主要综合了绝对值大的变量。当有几个变量系数大小相当时，可认为这一主成分是这几个变量的总和。从表 7-3 中可见，在第一主成分中，m/z 为 4662.81、7188.56、7245.31、11624.0 和 13581.3 的蛋白质峰的特征向量值的绝对值在 0.2 以上，表明这几个蛋白质的性质决定了第一主成分特征。同样，第二主成分中，m/z 为 3874、5015.66、5077.68、5491.33、7575.81、7697.00、16324.8、30338.1、30932.1 和 38441.1 的蛋白质峰的特征向量值的绝对值在 0.2 以上，表明这几个蛋白质的性质决定了第二主成分特征。

从不同组别大鼠血清质谱数据在两个主成分二维平面的散点图（见图 7-3）可以看出，羊肉组和狗肉组在第一象限，而且相距很近，

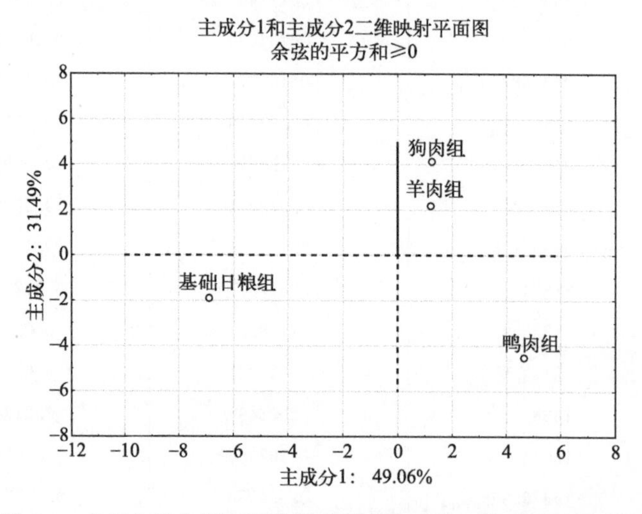

图 7-3 各组大鼠血清质谱数据在两个主成分二维平面的散点图

鸭肉组位于第四象限，基础日粮组位于第三象限。

7.3 讨论

SELDI-TOF MS 技术是近几年才发展起来的一种新的临床蛋白组学方法，具有操作简便、可直接分析原始生物样本（如血清、尿液、胸腹水等）、样本用量小等特点，适合多样品平行检测和直接进行蛋白质全景式搜索和分析，特别是对小分子量蛋白和低丰度蛋白具有较高的捕获效果，可以与其他蛋白质组学方法互补，目前已被广泛地用于肿瘤标记物的筛查和临床检测，如结肠癌、乳腺癌、卵巢癌、前列腺癌、胰腺癌等。由于 SELDI-TOF MS 仪器和芯片的精密性，在实验操作中，实验条件发生微小的变化便可能得到不同的结果，不同研究者对同一研究对象所得质谱峰常常不一致，使得实验结果的可重复性相对不足。因此导致不少人对试验结果和数据的准确性提出疑问。但是如果能够保证试验操作的标准化和一致性，数据结果就能够重复和可靠。

本研究应用 SELDI-TOF MS，采用 CM10 弱阳离子芯片对四组大鼠血清进行血清蛋白指纹图谱分析，找到了差异的蛋白质峰，并且每组大鼠血清质谱图都具有不同的特征。结果显示 m/z 在 5000～50000 的小分子肽段和蛋白质的蛋白质图谱可以作为区分它们生理效应的特征表征图谱。不同组别大鼠血清质谱数据在两个主成分二维平面的散点图表明羊肉组和狗肉组在第一象限，而且相距很近，鸭肉组位于第四象限，基础日粮组位于第三象限。说明饲喂羊肉和狗肉对大鼠的生理影响比较类似，而鸭肉组和羊肉组及狗肉组的差异较大。这与羊肉、狗肉“性热”及鸭肉“性凉”的认识完全一致。因此，本研究目前的结果清楚表明饲喂羊肉、鸭肉和狗肉日粮能够影响大鼠血清蛋白质的组成，并且这些蛋白质的 SELDI-TOF MS 质谱数据可以作为生理特征建模的依据。

本研究仅仅根据 m/z 来标记和区分这些蛋白质，今后有必要对这些蛋白质进行结构和功能的鉴定，对这些差异蛋白的产生、转化以及生理作用都需要进一步深入研究，这非常有助于在未来的研究中明确羊肉或者鸭肉中是什么成分，如何影响了机体的生理。

7.4 小结

本研究通过 SELDI-TOF MS 技术，发现了 24 个羊肉组、狗肉组、鸭肉组以及基础组大鼠动物模型的血清中具有显著差异的蛋白质峰；m/z 在 2000～50000 区间，每组大鼠动物模型血清 SELDI-TOF MS 质谱图都具有不同的特征，蛋白质图谱可以作为生理特征表征图谱。不同组别大鼠血清质谱数据在两个主成分二维平面的散点图表明饲喂羊肉和狗肉对大鼠的生理影响比较类似，而鸭肉组与羊肉组及狗肉组的差异较大。

第八章

总体分析

羊肉、鸭肉和狗肉对人体有不同的生理作用，中医和中国民间对此都有论述和经验的总结。虽然这些理论和经验对人们选择肉类消费有很大帮助，但却没有用现代科学技术系统阐明其内在机理。本试验首次通过严谨的动物生理试验对这一问题进行了较深入的研究。

成年哺乳动物肌肉的化学成分主要是水分（72%～78%）、蛋白质（15%～19%）、脂肪（5%～9%）、糖类（0.5%～1.5%），还有极少量的矿物质和维生素。羊肉、鸭肉和狗肉在蛋白质和脂肪含量上差异不大，但在氨基酸、脂肪酸组成以及矿物元素含量上差异较大。因此推测三种原料肉具有不同生理作用可能与它们在氨基酸、脂肪酸组成以及矿物元素含量上的差异有关。

本课题结合中医和民间关于食用羊肉、鸭肉和狗肉的论述以及中医关于热证和寒证的研究成果，重点研究饲喂羊肉、鸭肉和狗肉日粮对机体下丘脑-垂体-甲状腺轴内分泌激素水平、血糖、水盐代谢、血清生化指标、血清矿物元素和免疫因子方面的影响。从研究结果来看，羊肉组大鼠的粪便硬度明显大于鸭肉组大鼠，羊肉组和狗肉组大鼠的体温总体上也明显高于鸭肉组大鼠；羊肉组和狗肉组的甲状腺素水平和血糖水平明显高于鸭肉组；饲喂羊肉日粮的大鼠血清中 ADH 浓度显著高于鸭肉组和狗肉组，血清 Na^+、K^+ 和 Cl^- 离子浓度之和也最大；羊肉组、鸭肉组和狗肉组大鼠血清中反映心功能、肝功能和肾功能等的一些生化指标（如葡萄糖、尿素、尿酸、肌酐、白蛋白、总蛋白、球蛋白等）、一些酶（谷丙转氨酸、谷草转氨酶、碱性磷酸酶、肌酸激酶、乳酸脱氢酶等）也存在显著差异；羊肉组大鼠血清 Zn^{2+}、Fe^{2+} 水平较高，而 Cu^{2+} 水平较低；鸭肉组 Cu^{2+} 水平较高，Ca^{2+} 水平较低；狗肉组大鼠血清 Zn^{2+} 水平略低于羊肉组，Fe^{2+} 水平显著低于羊肉组，Cu^{2+} 水平略高于羊肉组；羊肉组大鼠血清细胞因子水平总体较高，而鸭肉组在总体水平较低，狗肉组 IL1-β、IL-2 和 TNF-α 水平较高，而 IL-4 和 IL-10 水平较低。

下面将大鼠血清检测指标进行主成分分析和因子相关性分析，查看所检测的血清指标之间蕴含的联系。

8.1 大鼠血清全部检测指标主成分分析

将试验三的大鼠血清中各下丘脑-垂体-甲状腺轴内分泌激素测定指标、胰岛素、血糖、水盐代谢测定指标、血清生化酶指标、矿物元素指标和各免疫因子指标数据一起导入 Statistica8.0 进行 PCCA 数据处理，将这 48 个指标进行主成分分析，得到 4 个主成分，各主成分的特征值和贡献率见表 8-1。

表 8-1 试验三大鼠血清全部检测指标各个主成分的特征值和贡献率

主成分	特征值	贡献率/%	累计特征值	累计贡献率/%
1	15.19	31.65	15.19	31.65
2	14.67	30.57	29.86	62.21
3	10.39	21.65	40.25	83.86
4	7.75	16.14	48.00	100.00

表 8-1 和图 8-1 显示第一主成分对总方差的贡献率为 31.65%，第二主成分对总方差的贡献率为 30.57%，第三主成分对总方差的贡献率为 21.65%，三个主成分累计方差贡献率达到 83.87%，基本上反映了原所有血清检测指标数据所包含的全部信息，并且这三个主成分相互独立。第一、第二和第三主成分作为比较和分析饲喂羊肉、鸭肉和狗肉日粮对大鼠血清生化影响的综合指标，相应的特征向量见表 8-2。表 8-2 中各个指标对主成分的特征向量的绝对值表示其对主成分贡献的大小，可以说某一个主成分主要综合了特征向量绝对值大的变量，并认为决定了该主成分所反映的实际研究对象的某一特征状况。从表 8-2 可知，第一主成分特征向量绝对值大于 0.23 的有 FT_4、葡萄糖、Cl^-、$Na^+ + K^+ + Cl^-$，特征向量绝对值大于 0.19 的依次有 T_4、GPT、LDH、BUN、UA 和 Zn，大于 0.1 以上的指标有 FT_3、T_3、Na^+、K^+ 等。可以看出第一主成分主要综合了甲状腺素、葡萄糖、Na^+、K^+、尿酸和尿素氮等方面的指标，可以解释为第一主成分反映了饲喂羊肉、鸭肉和狗肉日粮引起甲状腺素、水盐代谢、尿酸和尿素发生了显著的变化。第一主成分占信息总量的 31.65%，而与基础代谢水平密切相关的甲状腺素和葡萄糖以及与水盐代谢相关的血

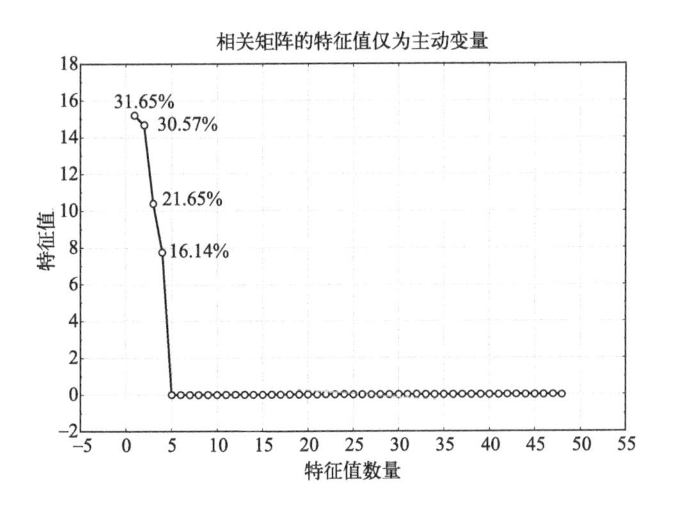

图 8-1　大鼠血清全部检测指标主成分分析碎石图

清离子总量参数权重最大，表明大鼠机体甲状腺素水平、水盐代谢是区分本研究中羊肉、鸭肉和狗肉生理效应的重要指标。第二主成分中，与甲状腺相关的只有 FT_3 和肝脏 5′-脱碘酶（5′-deiodinase），在整个第二主成分中参数权重不大，而 TP、ALB、GLOB、A/G 和辅酶金属离子 Mg^{2+} 和 Fe^{2+} 等指标在整个第二主成分中所占参数权重最大，其次是 GGT、AKP、CK、CK-MB 以及 IL-1β、IL-2、IL-4、IL-6 等细胞因子特征向量都在 0.15 以上，可见第二主成分主要反映血清酶活及免疫方面的变化，同时也反映了小部分甲状腺轴功能。第二主成分占信息总量的 30.57%，表明本研究中大鼠血清酶活性和细胞因子水平的变化，也是区分羊肉、鸭肉和狗肉生理效应的重要指标。第三主成分中特征向量绝对值大于 0.2 的有 TSH、TRH、胰岛素、ALD、α-HBDH、Cu^{2+}、IgA、IgG、脾体比（spleen index）、肝体比（liver index）和肾体比（kidney index），这些指标反映的似乎是第一主成分相关激素或者生化指标的反馈调控指标，如 TSH、TRH 是甲状腺素的负反馈调控激素；胰岛素是血糖水平的负反馈调控激素；Cu^{2+} 和甲状腺素水平也存在负反馈的作用关系（见本论文第五章讨论部分）。IgA、IgG 和脾体比则是免疫系统应对刺激产生的免疫应答结果，如免疫球蛋白水平的变化、脏体比增大等。第三主成分占信息总量的 21.65%，表明本研究中第三主成分所包含的指标对于区分羊肉、鸭肉和狗肉生理效应也起较大作用。综合来看，本研究中第一、第二和第三主成分所包含的指标中存在一定的内在联系，这可能反映了羊肉、鸭肉和狗肉日粮对大鼠的生理效应影响程度具有一定的层次性。

表 8-2　主成分 1、主成分 2 和主成分 3 的特征向量

	项目	第一主成分 PC1	第二主成分 PC2	第三主成分 PC3
1	FT_3	−0.131	0.219	0.016
2	FT_4	−0.244	−0.038	0.063
3	TSH	−0.006	−0.083	0.235
4	T_3	−0.143	0.112	0.056

续表

	项目	第一主成分 PC1	第二主成分 PC2	第三主成分 PC3
5	T4	−0.211	0.037	−0.163
6	TRH	−0.163	0.011	0.226
7	5′-脱碘酶	−0.126	0.175	0.138
8	胰岛素	−0.132	0.051	−0.234
9	葡萄糖	−0.243	0.065	−0.053
10	Na^+	−0.149	−0.111	−0.117
11	K^+	−0.160	0.153	0.045
12	Na^+/K^+	0.151	−0.165	−0.031
13	Cl^-	−0.233	−0.106	0.005
14	$Na^+ + K^+ + Cl^-$	−0.232	−0.044	−0.069
15	ADH	0.089	0.135	−0.169
16	ALD	0.023	0.089	0.282
17	TP	0.048	0.229	0.010
18	ALB	0.087	−0.218	0.129
19	GLOB	−0.016	0.247	−0.019
20	A/G	0.047	−0.245	0.047
21	GPT	−0.202	−0.042	−0.148
22	GOT	−0.146	−0.032	−0.081
23	GGT	−0.063	−0.191	0.184
24	AKP	0.137	−0.183	−0.120
25	LDH	−0.191	0.126	0.070
26	α-HBDH	−0.145	0.069	0.204
27	CK	0.101	0.179	0.151
28	CK-MB	0.121	0.174	0.155
29	BUN	−0.229	−0.065	−0.011
30	CRE	−0.151	−0.151	0.081
31	UA	−0.202	0.101	0.145
32	CHO	0.158	−0.002	−0.096
33	Cu^{2+}	0.164	0.014	0.238
34	Zn^{2+}	−0.193	−0.042	−0.072
35	Fe^{2+}	0.090	0.217	−0.134
36	Mg^{2+}	−0.005	0.242	−0.036
37	Ca^{2+}	0.002	0.146	−0.191
38	IL-1β	−0.166	−0.199	0.004

续表

	项目	第一主成分 PC1	第二主成分 PC2	第三主成分 PC3
39	IL-2	−0.174	−0.192	−0.008
40	IL-4	−0.061	0.196	−0.097
41	IL-6	0.027	−0.241	−0.094
42	IL-10	−0.110	−0.014	−0.046
43	TNF-α	−0.169	−0.109	−0.193
44	IgA	−0.114	0.125	−0.233
45	IgG	−0.088	−0.003	0.237
46	肝体比	−0.167	0.094	0.208
47	脾体比	−0.053	0.087	0.238
48	肾体比	−0.070	−0.172	0.203

不同组别大鼠血清指标数据在第一和第二主成分二维平面散点图见图 8-2，从中可以看出，羊肉组和鸭肉组分别处于第二和第四象限，两个象限处于相对的位置，提示羊肉和鸭肉对大鼠生理影响具有显著的差异。狗肉组处于第三象限，与羊肉组和鸭肉组存在明显差异。根据第一和第二主成分的指标就可以清楚地表明羊肉、鸭肉和狗肉日粮对大鼠的生理效应存在明显的差异。

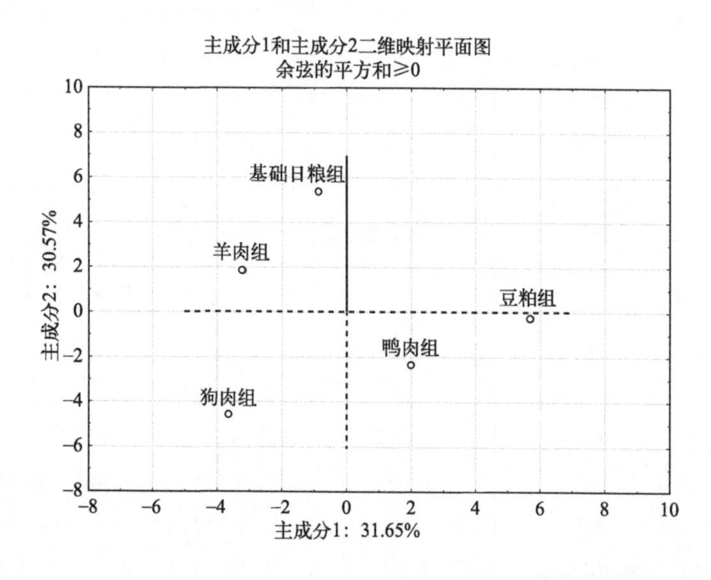

图 8-2　试验三不同组别大鼠血清指标数据在第一和第二主成分二维平面散点图

8.2 大鼠血清检测指标 Pearson 相关性分析

将试验三的大鼠血清中各下丘脑-垂体-甲状腺轴内分泌激素测定指标、胰岛素、血糖、水盐代谢测定指标、血清生化酶指标、矿物元素指标和各免疫因子指标数据一起导入 DPS 进行 Pearson 相关分析，分析结果见表 8-3。

表 8-3　试验三的大鼠血清测定指标间的 Pearson 相关性分析结果

项目	相关系数 *R*	*P* 值	项目	相关系数 *R*	*P* 值
5′-脱碘酶-FT3	0.8967	0.0155	5′-脱碘酶-AKP	−0.8108	0.0478
葡萄糖-T4	0.9211	0.0091	K-AKP	−0.9324	0.0067
葡萄糖-FT4	0.8496	0.0325	Na/K-AKP	0.9282	0.0076
K-T3	0.9672	0.0016	LDH-T3	0.9386	0.0055
Na/K-T3	−0.9571	0.0027	LDH-葡萄糖	0.8252	0.0431
FT4-Cl^-	0.9072	0.0125	LDH-K	0.9792	0.0006
(Na+K+Cl)-葡萄糖	0.8258	0.0429	LDH-Na/K	−0.9637	0.0019
(Na+K+Cl)-Na	0.8678	0.0251	LDH-AKP	−0.9366	0.0069
(Na+K+Cl)-Cl	0.9195	0.0095	α-HBDH-T3	0.8374	0.0375
ADH-TSH	−0.9045	0.0132	α-HBDH-TRH	0.9577	0.0026
AKP-FT3	−0.8343	0.0389	α-HBDH-K	0.8125	0.0495
ALB-FT3	−0.8255	0.043	α-HBDH-AKP	−0.8535	0.0306
GLOB-FT3	−0.8795	0.0209	α-HBDH-LDH	0.8664	0.0256
A/G-FT3	−0.9183	0.0097	CK-TP	0.8563	0.0295
GPT-T4	0.9322	0.0067	CKMB-TP	0.8186	0.0464
GPT-葡萄糖	0.8202	0.0456	CKMB-GPT	−0.819	0.0461
GGT-TSH	0.8147	0.0483	CKMB-CK	0.9933	0.0001
AKP-T3	−0.8509	0.0317	IL-4-TP	0.8367	0.0378
BUN-FT4	0.8101	0.0507	IL-4-GLOB	0.9094	0.0119
BUN-Na	0.8545	0.0302	IL-4-A/G	−0.9301	0.0072
BUN-Cl	0.9486	0.0039	IL-6-AKP	0.8781	0.0214

续表

项目	相关系数 R	P 值	项目	相关系数 R	P 值
BUN-(Na-K-Cl)	0.9772	0.0007	IL-6-Mg	−0.8958	0.015
BUN-CRE	0.8458	0.0327	IL-10-Na	0.8458	0.0338
CRE-Cl	0.8244	0.0436	IL-10-CHO	−0.8582	0.0287
UA-TRH	0.8342	0.0389	IL-10-Zn	0.8976	0.0154
UA-5′-脱碘酶	0.8849	0.0191	TNF-α-T4	0.8159	0.0477
UA-AKP	−0.8524	0.0311	TNF-α-GPT	0.895	0.016
UA-LDH	0.8451	0.0342	TNF-α-CK	−0.8603	0.0279
UA-α-HBDH	0.8175	0.0469	TNF-α-CKMB	−0.9094	0.0119
CHO BUN	−0.8115	0.0499	TNF-α-Cu	−0.9225	0.0088
CHO-CRE	−0.8013	0.0486	IgA-T4	0.8173	0.047
Cu-T4	−0.9257	0.0081	IgA-胰岛素	0.9177	0.0099
Cu-胰岛素	−0.8865	0.0186	IgA-Cu	0.8333	0.0394
Cu-GPT	−0.8868	0.0186	IgG-CHO	−0.8436	0.0348
Zn-Na	0.9398	0.0053	肝体比-TRH	0.9153	0.0105
Zn-(Na+K+Cl)	0.9495	0.0038	肝体比-5′-脱碘酶	0.8565	0.0294
Zn-CHO	−0.8217	0.0448	肝体比-AKP	−0.8614	0.031
Fe-GGT	−0.9563	0.0028	脾体比-5′-脱碘酶	0.8984	0.0371
Mg-ALB	−0.8742	0.0227	脾体比-ALD	0.9075	0.0126
IL-1β-Cl	0.8964	0.0155	脾体比-IgG	0.9305	0.0071
IL-1β-CKMB	−0.8113	0.05	肾体比-Ca	−0.9149	0.0115
IL-1β-CRE	0.8188	0.0463	肾体比-GGT	0.8796	0.0209
IL-1β-Fe	−0.8556	0.0259	肾体比-CRE	0.8373	0.0375
IL-2-Fe	−0.8369	0.0377	IL-2-IL-1	0.9982	0.00001
IL-4-FT_3	0.8338	0.0391			

注：1. 表中仅列出相关性达到显著水平的相关性分析结果。

2. TP、ALB、GLOB、A/G、GPT、GOT、GGT 为第三章试验二血清样品数据。

从表 8-3 可见，本研究中所测的生理指标之间存在复杂的相关性。总体来看，甲状腺轴、水盐代谢、血清酶活、矿物元素和免疫功能指标之间存在一定的、有机的联系，说明动物机体是一个高度协调、高度统一的整体，羊肉、鸭肉和狗肉的生理效应是对机体各系统影响的综合结果。

8.3 讨论

中医理论认为羊肉味甘，性温热，有温中暖下、补肾助阳之效果；鸭肉味甘咸，性寒凉，具有滋五脏之阴、清虚劳之热、补血行水、养胃生津、清热健脾的作用；狗肉发热动火，生痰发渴，具有温肾助阳、温暖腰膝的作用。本研究首次运用严谨的动物试验初步探讨了羊肉、鸭肉和狗肉的生理效应及其生理机制。

本研究发现羊肉组大鼠的粪便硬度明显大于鸭肉组和狗肉组大鼠，羊肉组和狗肉组大鼠的体温总体上也明显高于鸭肉组大鼠。这些结果部分证实了中医理论关于羊肉和狗肉性热、鸭肉性凉的认识。甲状腺素与机体的基础代谢水平密切相关。一般来说，机体甲状腺素水平越高，基础代谢水平也就越高，体温也越高。本研究中羊肉组和狗肉组的甲状腺素水平和血糖水平明显高于鸭肉组，从而提高了羊肉组和鸭肉组的体温，也部分说明羊肉和狗肉的性热特性与其提高体内甲状腺素水平和血糖水平有关。本研究中狗肉组大鼠血清的甲状腺素水平略低于羊肉组，但狗肉组大鼠的体温高于羊肉组大鼠。说明甲状腺素只是调节机体体温的因素之一。本研究发现狗肉组的促炎细胞因子（如 IL-1β）水平显著高于羊肉组，而抗炎细胞因子（如 IL-4、IL-10）水平显著低于羊肉组。IL-1β 具有广泛的免疫调节作用，并有致热和介导炎症的作用。TNF-α 是一种内源性热原质，TNF-α 引起发热可能是通过直接刺激下丘脑体温调节中枢和刺激巨噬细胞释放 IL-1β 而引起。本研究中羊肉组和狗肉组大鼠血清 TNF-α 水平接近，但均显著高于鸭肉组。这些结果说明本研究中羊肉和狗肉使大鼠体温升高的机制还包括提高了机体的促炎细胞因子水平，特别是在狗肉组大鼠更加明显。值得注意的是狗肉组大鼠血清的促炎细胞因子 IL-1β 水平和抗炎细胞因子 IL-2 水平均最高，而其他抗炎细胞因子 IL-4 和 IL-10 水平较低。IL-1β 能诱导杀伤性 T 淋巴细胞（CTL）的分化，在混合淋巴细胞培养（MLC）中，IL-1β 诱导 CTL 的产生可能是通过促进 T 细胞分泌 IL-2 和 IFN-γ 来实现的。因此，狗肉组大鼠血清高水平的 IL-1β 促进了 T 细胞分泌 IL-2，使 IL-2 水平也升高，相关性分析结果也表明 IL-2 和 IL-1 极显著相关。综上所述，与鸭肉相比，羊肉和狗肉均能提高机体的甲状腺轴功能和免疫功能，但羊肉更偏向于提高机体甲状腺轴功能，而狗肉更偏向于提高机体免疫功能。民间认为有炎症和创伤的病人忌食狗肉，本研究认为这可能与狗肉能够引起免疫功能亢进有关。这也说明羊肉和狗肉的虽然同属“性温热”，但也存在着生理机制上的差异。

羊肉、鸭肉和狗肉日粮对大鼠的水盐代谢也产生了不同影响。羊肉使机体水分丢失增加，使血液渗透压升高，导致本试验中饲喂羊肉日粮的大鼠血清中 ADH 浓度显著高于鸭肉组和狗肉组，血清 Na^+、K^+ 和 Cl^- 浓度之和也最大。细胞外液量减少、血清渗透压上升时，ADH 分泌增多，并作用于肾远曲小管及集合管，提高肾小管细胞膜的通透性，加强水分再吸收，宏观表现为尿短赤、粪便干燥。羊肉组大鼠血清 ADH 水平最高、鸭肉组大鼠血清 ADH 水平最低的试验结果能够很好解释羊肉组大鼠粪便硬度较大而鸭肉组大鼠粪便硬度较小的现象。狗肉组大鼠粪便硬度显著大于鸭肉组，但狗肉组和鸭肉组大鼠血清 ADH 水平却很接近，提示影响粪便硬度的因素不止 ADH，还包括其他一些因素（如体温）。ALD 是肾上腺皮质分泌的重要的盐皮质激素，可以促进肾远曲小管与集合管对 Na^+ 的重吸收和对 K^+ 的排放作用。和羊肉组、狗肉组相比，鸭肉组血清 Na^+ 水平较低，但 ALD 水平较高，这可能是鸭肉组血清较低 Na^+ 浓度反馈促进了肾上腺髓质 ALD 的释放，以加强肾脏对 Na^+ 的重吸收，使血液 Na^+ 保持正常。鸭肉组 ALD 在加强 Na^+ 重吸收的同时，却因 ALD 的排钾作用导致鸭肉组的血清 K^+ 浓度进一步降低，从而表现为鸭肉组大鼠血清 K^+ 水平显著低于羊肉组和狗肉组。

在血清矿物元素方面，羊肉组大鼠血清 Zn^{2+}、Fe^{2+} 水平较高，

而 Cu^{2+} 水平较低；狗肉组大鼠血清 Zn^{2+} 水平略低于羊肉组，Fe^{2+} 水平显著低于羊肉组，Cu^{2+} 水平略高于羊肉组。有研究表明，Zn^{2+} 缺乏影响下丘脑-垂体-靶细胞轴，影响垂体释放 TSH 等，引起甲状腺功能减退，T_3、T_4 下降。生长发育落后儿童血清甲状腺素水平低于正常儿童，但 Cu^{2+} 水平高于正常儿童。铁缺乏患儿血清 T_3、T_4 含量明显降低，血清 TSH 水平则显著升高。因此，羊肉组、狗肉组和鸭肉组大鼠血清中这些矿物元素水平的差异可能是三组大鼠血清甲状腺素水平不同的部分原因。羊肉组日粮 Zn^{2+} 含量最高，Cu^{2+} 含量较低，这可能是导致羊肉组大鼠血清 Zn^{2+} 水平最高、Cu^{2+} 水平较低的内在原因。有趣的是，羊肉组日粮中 Fe^{2+} 含量较低，但羊肉组大鼠血清中 Fe^{2+} 水平却显著高于鸭肉组和狗肉组，这是否是因为羊肉中的铁有较高的吸收率或者是因为饲喂羊肉后减少了机体铁的排出还有待进一步研究。

本研究还发现饲喂添加羊肉、鸭肉或狗肉日粮对大鼠血清中反映心功能、肝功能和肾功能等的一些生化指标（如葡萄糖、尿素、尿酸、肌酐、白蛋白、总蛋白、球蛋白等）、一些酶（谷丙转氨酸、谷草转氨酶、碱性磷酸酶、磷酸肌酸激酶、乳酸脱氢酶等）和脏器指数（如肝体比、脾体比和肾体比）以及血清蛋白质指纹图谱都产生了一定的影响。这些影响是羊肉、鸭肉和狗肉导致机体生理功能发生变化的间接或直接反映。

综上所述，本课题研究结果发现羊肉、鸭肉和狗肉日粮对整个机体生理状态产生了全面的影响，从机体的神经内分泌和基础代谢到水盐代谢、血清生化蛋白酶活性、血清矿物元素和机体的免疫都发生了变化，并且这些肉引起的生理变化具有各自独特的特点，从而初步部分解释了中医上羊肉、狗肉性热及鸭肉性凉的内在生理机制。

附　录

缩写符号

缩写	英文名称	中文名称
CK	cytokines	细胞因子
TNF-α	tumor necrosis factor-α	肿瘤坏死因子-α
HPA Axis	hypothalamic-pituitary-adrenal axis	下丘脑-垂体-肾上腺轴
ACTH	adrenocorticotropic hormone	促肾上腺皮质激素
2D-PAGE	two-dimensional polyacrylamide gel electrophoresis	双向聚丙烯酰胺凝胶电泳
SDS-PAGE	sds-polyacrylamide gel electrophoresis	十二烷基磺酸钠-聚丙烯酰胺凝胶电泳
SELDI-TOF MS	surface enhanced laser desorption/ ionizationtime of flight mass spectrometry	表面增强激光解吸/电离飞行时间质谱
T_4	3,5,3'5'-tetraiodothyronine	四碘甲状腺原氨酸或甲状腺素
T_3	3,3'5-triiodothyronine	三碘甲状腺原氨酸
TSH	thyroid stimulating hormone	促甲状腺激素
FT_4	free thyroxin	游离四碘甲状腺原氨酸
FT_3	free triiodothyronine	游离三碘甲状腺原氨酸
ADH	antidiuretic hormone	抗利尿激素
ALD	aldosterone	醛固酮
RIA	radioimmunoassay	放射免疫分析法
ALB	albumin	白蛋白

GLOB	globulin	球蛋白
GPT	glutamate-pyruvate transaminase	谷丙转氨酶
GOT	glutamic oxaloacetic transaminase	谷草转氨酶
GGT	glutamyltransferase	谷氨酰转移酶
AKP	alkaline phosphatase	碱性磷酸酶
LDH	lactate dehydrogenase	乳酸脱氢酶
A-HBDH	α-hydroxybutyrate dehydrogenase	α-羟丁酸脱氢酶
CK	creatine kinase	肌酸激酶
CK-MB	myocardial band isoenzyme of creatine kinase	心肌肌酸激酶
BUN	blood urea nitrogen	尿素氮
CR	creatinine	肌酐
UA	uric acid	尿酸
CHO	cholesterol	胆固醇
IL-1β	interleukin-1β	白细胞介素-1β
IL-2	interleukin-2	白细胞介素-2
IL-4	interleukin-4	白细胞介素-4
IL-6	interleukin-6	白细胞介素-6
IL-10	interleukin-10	白细胞介素-10
Ig A	immunoglobulin a	免疫球蛋白 A
Ig G	immunoglobulin g	免疫球蛋白 G

参 考 文 献

[1] Zhang Y J, Han M Y, Sun W Q, et al. Different physiological effects of duck and sheep meat-supplemented diets on rats [J]. Journal of nutritional science and vitaminology, 2015, 61 (3): 228-232.

[2] 张英君，魏法山，李春保，等．饲喂羊肉和鸭肉日粮对大鼠血清甲状腺素水平的影响[J]. 南京农业大学学报，2011，34 (01)：128-132.

[3] Sun W Q, Zhang Y J, Zhou G H, et al. Effect of apple polyphenol on oxidative stability of sliced cooked cured beef and pork hams during chilled storage [J]. Journal of Muscle Food, 2010, 21 (4): 722-737.

[4] Han M Y, Zhang Y J, Fei Y, et al. Effect of microbial transglutaminase on NMR relaxometry and microstructure of pork myoibrillar protein gel [J]. European Food Research and Technology, 2009, 228 (4): 665-670..

[5] 廖国周，张英君，徐幸莲，等．传统肉制品中杂环胺的 HPLC 测定 [J]. 南京农业大学学报，2008，31 (4)：134-139.

[6] 李时珍．本草纲目 [M]. 北京：北京出版社，2007.

[7] 朱继瑞，张志良．羊肉品的营养保健功能 [J]. 肉类研究报告，1998，9：23-24.

[8] 缪希雍．神农本草经疏 [M]. 北京：中国医药科技出版社，2011.

[9] 邱翔，王杰，黄艳玲，等．成都麻羊肉理化性状的研究 [J]. 安徽农业科学，2008，36 (17)：757-759.

[10] 王天曾，邹继业．小尾寒羊产肉性能与羊肉品质的分析研究 [J]. 中国羊肉品质质量报告，1994，(2)：39-40.

[11] 杨富民，王晓玲．杂种羊肉品质测定 [J]. 甘肃科技，2004，20 (6)：163-164.

[12] 钱文熙，阎宏，张苏江，等．放牧-舍饲滩羊肉质理化特性研究 [J]. 黑龙江畜牧兽医，2007，3：37-38.

[13] 刘长英，韩玲．甘南藏羊肉品质分析 [J]. 甘肃农业大学学报，2008，43 (2)：34-35.

[14] 邱翔，王杰，黄艳玲，等．成都麻羊肉氨基酸和矿物质含量的分析 [J]. 安徽农业科学杂志篇，2008，36 (18)：7686-7690.

[15] 江新业，宋焕禄．部分家禽肉肌内脂肪及脂肪酸含量的测定与分析 [J]. 无锡轻工大学学报，2004，23 (5)：26-29.

[16] Alan S. Basics in clinical nutrition, Physiological function and deficiency states of trace elements [J]. The Europeane-Journal of Clinical Nutrition and Metabolism, 2008, 3:

255-258.

[17] 胥传来．食品免疫学［M］. 北京：化学工业出版社，2007.

[18] 王广兰．营养学［M］. 北京：北京体育大学出版社，2005.

[19] Bowman B A. 现代营养学［M］. 荫士安，汪之顼，译．北京：化学工业出版社，2004.

[20] Dantzer R，Bluthe'R M，Kent S，et al. Effects of cytokine，an insight into mechanisms of sickness behavior［J］. Methods Neuroscience，1993，17：130-150.

[21] Chambry J，Paterniti S，Moussa M，et al. Cytokines and anorexia nervosa［J］. Psychosom. Med. 2001，63：502-504.

[22] Johnson R W. Immune and endocrine regulation of food intake in sick animals［J］. Domestic Animal Endocrinology，1998，15：309-319.

[23] 高晓明．免疫学教程［M］. 北京：高等教育出版社，2006.

[24] Espat N J，Moldawer L L，Copeland E M. Cytokine-mediated alterations in host metabolism prevent nutritional repletion in cachectic cancer patients［J］. Journal of Surgical Oncology，1995，58：77-82.

[25] Limone P，Biglino A，Bottino F，et al. Evidence for a positive correlation between serum cortisol levels and IL-1 production by peripheral mononuclear cells in anorexia nervosa［J］. Journal of Endocrinological Investigation，2000，23：422-427.

[26] 杨惠玲，潘景轩，吴伟康．高级病理生理学［M］. 北京：科学出版社，2006.

[27] Pomeroy C，Eckert E，Shuxian H，et al. Role of interleukine-6 and transforming growth factor in anorexia nervosa［J］. Biological Psychiatry，1994，36：836-839.

[28] Vozarova B，Weyer C，Hanson K，et al. Circulating interleukin-6 in relation to adiposity，insulin action and insulin secretion［J］. Obesity Research，2001，9：414-417.

[29] Brambilla F，Monti D，Franceschi C. Plasma concentrations of interleukin-1-beta，interleukin-6 and tumor necrosis factor-alpha，and of their soluble receptors and receptor antagonist in anorexia nervosab［J］. Psychiatry Research，2001，103：107-114.

[30] Goebel M U，Mills P J，Irwin M R，et al. Interleukin-6 and tumor necrosis factor production after acute psychological stress，exercise and infused isoproterenol，differential effects and pathways［J］. Psychosomatic Medicine，2000，62：591-598.

[31] Holden R J，Pakula I S. The role of tumor necrosis factor-alpha in the pathogenesis of anorexia and bulimia nervosa，cancer cachexia and obesity［J］. Medical Hypotheses，1996，47：423-438.

[32] Holden R J，Pakula IS. Tumor necrosis factor-alpha，is there a continuum of liability be-

tween stress, anxiety states and anorexia nervosa [J]. Medical Hypotheses, 1999, 52: 156-162.

[33] Sun L, Ganea D. Vasoactive intestinal peptide inhibits interleukin (IL) -2 and IL-4 production through different molecular mechanisms in T cells activated via the T cell receptor/CD3 complex [J]. J. Neuroimmunol, 1993, 48: 59-69.

[34] Grimble R F. Nutrition and cytokine action [J]. Nutrition Research, 1990, 3: 193-210.

[35] Topley N, Mackenzie R, Jörres A, et al. Cytokine networks in continuous ambulatory peritoneal dialysis, interactions of resident cells during inflammation in the peritoneal cavity [J]. Journal of the International Society for Peritoneal Dialysis, 1993, 13: 282-285.

[36] Nicholas T. The cytokine network controlling peritoneal inflammation [J]. Biocompatibility of Peritoneal Dialysis Solutions Peritoneal Dialysis International (Suppl), 1995, 15 (7): S35-S40.

[37] John C D, Buckingham J C. Cytokines, regulation of the hypothalamo-pituitary-adreno-cortical axis [J]. Journal of Cutaneous Pathology, 2003, 3 (1): 78-84.

[38] Rivier C. Effect of peripheral and central cytokines on the hypothalamic-pituitary-adrenal axis of the rata [J]. Annals of the New York Academy of Sciences, 1993, 697: 97-105.

[39] Raab C, Weidmann E, Schmidt A, et al. The effects of interleukin-2 treatment On endothelin and the activation of hypothalamic-pituitary-adrenal axis [J]. Clinical Endocrinology (Oxf.), 1999, 50: 37-44.

[40] John J. Haddad, Nayef E, et al. Cytokines and neuro-immune-endocrine interaction, A role for the hypothalamic-pituitary-adrenal revolving axis [J]. Journal of Neuroimmunology, 2002, 133: 1-19.

[41] Gregory M, Anstead B C, Zhang Q, et al. Melby. Multinutrient undernutrition dysregulates the resident macrophage proinflammatory cytokine network, nuclear factor-B activation, and nitric oxide production [J]. Journal of Leukocyte Biology, 2003, 74: 982-991.

[42] Sauerwein R W, Mulder J A, Mulder L, et al. Inflammatory mediators in children with protein-energy malnutrition [J]. Journal Clinical Nutrition, 1997, 65: 1534-1539.

[43] Meisel H. Biochemical properties of regulatory peptides derived from milk proteins [J]. Biopolymers, 1997, 43: 119-128.

[44] Bendix S, Lentz M, Rothschild I, et al. Effect of γ-interferon on binding of gliadin and other food peptides to the human intestinal cell line HT-29 [J]. Clinica Chimica Acta,

1997，261：69-80.

[45] 庞广昌．食品是如何通过细胞因子网络控制人类健康的 [J]. 食品科学，2006，5：16-22.

[46] Jelinkova L，Tuckova L，Cinova J，et al. Gliadin stimulates human monocytes to production of IL-8 and TNF-alpha through a mechanism involving NF-kappaB [J]. FEBS Letters，2004，571：81-85.

[47] 于立芹，庞广昌，戴懿．乳酸对主要发炎和抗炎细胞因子的影响 [J]. 食品科学，2007，28（12）：439-443.

[48] 王连芬，庞广昌，白玉．螺旋藻蛋白的胃蛋白酶酶解肽对细胞因子的影响 [J]. 食品科学，2008，29（10）：563-568.

[49] Darshan S K. Modulation of human immune and inflammatory responses by dietary fatty acids [J]. Nutrition，2001，17：669-673.

[50] Berg D J. Interleukin-10 is a central regulator of the response to LPS in murine models of endotoxic shock and the Shwartzman reaction but not endotoxin tolerance [J]. J Clin Invest，1995，96：2339-2347.

[51] 牛晓晖，纪凤兰，张伟，等．云芝多糖对小鼠细胞因子的影响 [J]. 中国免疫学杂志，2006，22：1124-1127.

[52] Jong H D，Geiselmann J，Hernandez C. Genetic network analyzer，qualitative simulation of genetic regulatory networks [J]. Bioinformatics，2003，19：336-344.

[53] 杨胜利．系统生物学研究进展 [J]. 中国科学院院刊，2004，7：31-34.

[54] Westerhoff H V，Palsson B O. The evolution of molecular biology into systems biology [J]. Nature Biotechnology，2004，22：1249-1252.

[55] 吴家睿．系统生物学面面观 [J]. 科学，2002，6：37-43.

[56] 常章富，李和伟．什么是“上火” [J]. 医学文选，1994，5：59-60.

[57] 袁永明，陈晓，潘志强，等．寒证 热证大鼠模型的红外热图研究 [J]. 辽宁中医杂志，2008，35（5）：785-788.

[58] 张晋平．寒证热证辩惑 [J]. 中国民间疗法，2007，15（5）：6.

[59] 崔淑芳．实验动物学 [M]. 上海：第二军医大学出版社，2007.

[60] 梁月华．寒热本质研究进展 [J]. 中医杂志，1996，37（12）：747-750.

[61] 刘培禄．对寒热症状的理解 [J]. 北京中医药大学学报（中医临床版），2003，10（3）：53-56.

[62] 秦茂林，肖莉，黄云，等．“上火”证与中分子物质关系初步探讨 [J]. 广东医学，

1990，11（6）：31-32.

[63] 玉红．鸭肉药膳，夏季食疗最适宜［J］．东方药膳，2008，9：29-32.

[64] 左伟勇，陈伟华，邹思湘．伴大豆球蛋白胃蛋白酶水解肽对小鼠免疫功能及肠道内环境的影响［J］．南京农业大学学报，2005，28（3）：71-74.

[65] Yang R Y，Zhang Z F，Pei X R，et al. Immunomodulatory effects of marine oligopeptide preparation from Chum Salmon（Oncorhynchus keta）in mice［J］. Food Chemistry，2009，113：464-470.

[66] 周文华，陈伟华，邹思湘，等．饲喂β-酪啡肽对大鼠免疫功能影响的研究［J］．畜牧与兽医，2002，34（2）：13-15.

[67] 杨小军，左伟勇，陈伟华．灌喂大豆蛋白胃蛋白酶酶解物对大鼠免疫功能的影响［J］．畜牧兽医学报，2005，36（4）：348-352.

[68] Oppenheimer J H，Schwartz H L，Lane JT，et al. Functionalrelationship of thyroid hormone-induced lipogenesis，lipolysis and thermogenesisin the rat［J］. J ClinInvest，1991，87：125-132.

[69] Kong W M，Martin N M，Smith K L，et al. Triiodothyronine stimulates food intake via the hypothalamic ventromedial nucleus independent of changes in energy expenditure［J］. Endocrinology，2004，145：5252-5258.

[70] Abraham G，Falcou R，Rozen R，et al. The effects of a constant T3 level and thermoneutrality in diet-induced hyperphagia［J］. Horm Metab Res，1987，19：96-100.

[71] 朱文玉，曲瑞瑶．人体生理学［M］．2版．北京：北京医科大学出版社，2002：265-273.

[72] 陈小野，易崇勤，邹世洁，等．长期热证造模的内分泌研究［J］．中国中医药科技，1995，2（2）：5-6.

[73] 陈群，刘亚梅，徐志伟，等．实热证、虚热证大鼠血清 T_3、T_4、rT_3、TSH 含量变化及意义［J］．国医论坛，2000，15（1）：44-45.

[74] 周永生，樊雅莉，张宇鹏，等．大鼠虚热证模型的研制［J］．中国中医基础医学杂志，2001，7（9）：23-27.

[75] Wong C C，Lam K Y，Chiu K W. The extrathyroidal conversion of T_4 to T_3 in the striped racer snake，Elaphe taeniura［J］. J Comp Physiol，1993，163：212-218.

[76] 潘小进，崔爱红，丁国华，等．65例代谢综合征动脉弹性检测及胰岛素敏感指数结果分析［J］．广东医学院学报，2008，26（2）：148-149.

[77] 祝世功，张志文．人体生理学［M］．北京：北京医科大学出版社，2002.

[78] 陈群，徐志伟，刘亚梅．实热证，虚热证患者血清甲状腺激素和促甲状腺激素水平的对比研究［J］. 广州中医药大学学报，2003，20（3）：184-186.

[79] 黄俊山，白介辰，黄国良，等．从检测血中 FT_3、FT_4、T、E_2 及皮质醇等指标探讨寒证热证的本质［J］. 中国中西医结合杂志，2002，22（2）：112-114.

[80] 玉红．鸭肉药膳，夏季食疗最适宜［J］. 东方药膳，2008，9（19）：21-22.

[81] 叶福媛，宋莉君，孙爱贞．中医体质的实验研究——寒体和热体大鼠多元素多因子分析［J］. 广东微量元素科学，2000，7（2）：16-19.

[82] 梁月华．寒热本质研究进展［J］. 中医杂志，1996，37（12）：747-750.

[83] Charlton J A，Thompson C J，Baylis P H. Possible mechan- ism responsible for the rise in plasma vasopressin associated with diabetic ketoacidosis in the rat［J］. J. Endocrinol，1988，116：343-348.

[84] Agarwal M K，Mirshahi M. General overview of mineralocorticoid hormone action［J］. Pharmacology & Therapeutics，1999，84：273-326.

[85] Abe M，Matsunaga M，Iriki T，et al. Water balance and fecal moisture content in suckling calves as influenced by free access to dry feed［J］. Journal of Dairy Science，1999a，82：320-332.

[86] Abe M，Miyajima Y，Hara T，et al. Factors affecting water balance and fecal moisture content in suckling calves given dry feed［J］. Journal of Dairy Science，1999b，82：1960-1967.

[87] Charlton J A，Thompson C J，Palmer J M，et al. Osmoregulation of vasopressin secretion in the insulin- withdrawn streptozotocin-treated diabetic rat［J］. J. Endocri-nol，1989，123：413-419.

[88] Quigley J D，Bernard J K. Effects of nutrient source and time of feeding on changes in blood metabolites in young calves［J］. Journal of Animal Science，1992，70：1543-1549.

[89] Anderson N L，Anderson N G. The human plasma proteome history，character and diagnostic prospects［J］. Molecular Cell Proteomics，2002，1（11）：845-850.

[90] Tirumala R S，Chan K C，Prieto D A，et al. Characterization of the low molecular weight human serum proteome［J］. Molecular Cell Proteome，2003，2：1096-1103.

[91] Shenkin A. Basics in clinical nutrition，physiological function and deficiency states of trace elements［J］. SPEN，Europ J Clini Nutr Metab，2008，3（6）：255-258.

[92] Engel D W，Brouwer M，Mercaldo-Allen R. Effects of molting and Environmental factors on trace metal body burdens and hemocyanin Concentrations in the American lobster Ho-

marus americanus [J]. Marine Environmental Research，2001，52：257-269.

[93] Chou C L，Paon L A，Moffatt J D，et al. Copper contamination and cadmium，silver，and zinc concentrations in the digestive glands of American Lobster（Homaru samericanus）from the Inner Bay of Fundy，Atlantic Canada [J]. Bulletin of Environmental Contamination and Toxicology，2000，65：470-477.

[94] Coni E，Bocca A，Ianni D，et al. Preliminary evaluation of the factors influencing the trace element content of milk and dairy products [J]. Food Chemistry，1995，52：123-130.

[95] Ma L，Huang F，Wu J K，et al. Effects of different rapeseed meal levels on growth，serum biochemical indices and toxins residues in Ctenoparyngodon idellus [J]. Journal of Fisheries of China，2005，29（6）：798-803.

[96] 郑云郎．血清谷丙转氨酶测定的生物医学意义 [J]. 生物学通报，1991，9：20.

[97] 于会民，蔡辉益，陈宝江，等．酶解蛋白对肉仔鸡生长性能及血清生理生化指标的影响 [J]. 日粮工业，2006，27（1）：37-39.

[98] 张健慧．磷酸肌酸激酶及其临床应用（综述）[J]. 河北医学院学报，1989，10（4）：247-250.

[99] 林仕梅，麦康森，谭北平．菜粕、棉粕替代豆粕对奥尼罗非鱼生长、体组成和免疫力的影响 [J]. 海洋与湖沼，2007，38（2）：168-173.

[100] 覃红斌．银杏叶提取物对大鼠免疫功能的影响 [J]. 实用中医药杂志，2004，20（6）：283-284.

[101] 张新云．健康孕妇血清碱性磷酸酶测定结果分析 [J]. 检验医学与临床，2008，5（19）：1186-1188.

[102] Tas F，Aydiner A，Demir C，et al. Serum lactate dehydrogenase levels at presentation predict outcome of patients with limited-stagesmall-celllung cancer [J]. Am J Clinical Oncology，2001，24（4）：376-381.

[103] 李焰，杨小燕，林跃鑫．银杏叶提取物对肉鸡屠宰性能、血清生化指标和甲状腺激素浓度的影响 [J]. 单胃动物营养，2007，43（23）：24-26.

[104] 霍书英，李呈敏，王淑荣，等．纯中药日粮添加剂对肉仔鸡增重、血清激素水平以及尿酸尿素氮的影响 [J]. 中国兽医杂志，2001，37（10）：26-28.

[105] 东彦新，李景峰，郭闯，等．中药复方"促长散"对肉鸡生长及血清激素的影响 [J]. 中兽医医药杂志，2004，3：8-11.

[106] 王渊源．水产配合日粮动植物性原料的开发利用 [J]. 日粮工业，2005，26（8）：

52-55.

[107] 王金富，李大全，赵宗胜，等．新品系猪磷酸肌酸激酶活力变化与分析 [J]. 石河子大学学报（自然科学版），1997，4（1）：287-290.

[108] 蒙开喜．血清肌酐测定方法的研究 [J]. 中外医疗，2009，5：140.

[109] 范京辉，钱利纯．肉鸡采食玉米饲粮和高麸皮饲粮对生产性能及血清生化指标的影响 [J]. 2006，38（3）：23-25.

[110] Skowerski M，Konecki K，Czechowicz K，et al. Effects of Interaction between cadmium and selenium on hepatic metabolism in mice. Part Ⅱ enzymatic activity and ultrastructure [J]. MedicalScienceMonitor，2001，3（5）：648-653.

[111] 秦明安，谢应登，吴克贤，等．生长发育落后儿童血清甲状腺激素和铜、锌的测定[J]. 攀枝花医药，1992，14（1）：10-12.

[112] 王文静．临床营养，微量元素的生理功能和缺乏状况 [J]. 国外医学医学地理分册，2009，30（1）：37-38.

[113] Rodrguez E M，Sanz M，Daz C. Mineral concentrations in cows' milk，from the Canary Island [J]. Journal of Food Composition and Analysis，2001，14：419-430.

[114] 程威英．虚证患者微量元素（Zn、Cu 和 Mg）变化及内分泌功能测定 [J]. 微量元素，1987，（2）：31.

[115] 黄华飞．重度窒息早产儿血清 Ca 水平分析 [J]. 中国妇幼保健，2009，24：1230-1232.

[116] 徐浩，邵华强，胡春雨，等．益智胶囊对多发性脑梗塞痴呆大鼠血清 Ca、Mg、Cu、Fe、Zn、硒的影响 [J]. 中药新药与临床药理，1998，9（3）：166-167.

[117] Silva F V，Lopes G S，Nbrega J A，et al. Study of the protein-bound fraction of calcium，iron，magnesium and zinc in bovine milk [J]. Spectrochimica Acta Part B，2001，56：1909-1916.

[118] 庞广昌，陈庆森，胡志和．食品是如何通过细胞因子网络控制人类健康的 [J]. 食品科学，2006，27（6）：260-270.

[119] Grimble R F. Nutrition and cytokine action [J]. Nutrition Research，1990，3：193-210.

[120] Flament M，Jeammet P H. Cytokines and anorexia nervosa [J]. Psychosomical Medical，2001，63：502-504.

[121] Sun L，Ganea D. Vasoactive intestinal peptide inhibits interleukin（IL-）IL-2 and IL-4 production through different molecular mechanisms in T cells activated via the T cell receptor/CD_3 complex [J] J. Neuroimmunol，1993，48：59-69.

[122] Aherne S A, O' Brien N M. Modulation of cytokine production by plant sterols in stimulated human Jurkat T cells [J]. Molecular Nutrition and Food Research, 2008, 52: 664-673.

[123] Sutas Y, HurmeM, Isolauri E. Down-regulation of anti-CD_3 anti- body-induced IL-4 production by bovine caseins hydrolysed with lacto- bacillus GG-derived enzyes [J]. Scandinavian Journal of Immunology, 1996, 43: 687-689.

[124] 吕特曼. 免疫学 [M]. 北京: 科学出版社, 2007.

[125] Darshan S K. Modulation of human immune and inflammatory responses by dietary fatty acids [J]. Nutrition, 2001, 17: 669-673.

[126] Meisel H. Biochemical properties of regulatory peptides derived from milk proteins [J]. Biopolymers, 1997, 43: 119-128.

[127] Rival S G, Fornaroli S, Boeriu C G, et al. Caseins and casein hydrolysates. 1. Lipoxygenase inhibitory properties [J]. Journal of Agricultural and Food Chemistry, 2001, 49: 287-294.

[128] Coste M, Tome D. Milk peptides with physiological activities. Ⅱ Opioid and immunostimulating peptides derived from milk proteins [J]. Lait, 1991, 71: 241-247.

[129] Jelinkova L, Tuckova L, Cinova J, et al. Gliadin stimulates human monocytes to production of IL-8 and TNF-alpha through a mechanism involving NF-kappaB [J]. FEBS Letters, 2004, 571: 81-85.

[130] Silva S V, Malcata F X. Caseins as a source of bioactive peptides [J]. International Dairy Journal, 2005, 15: 1-15.

[131] Meisel H. Overview on milk protein-derived peptides [J]. International Dairy Journal, 1998, 8: 363-373.

[132] Saiga A, Tanabe S, Nishimura T. Antioxidant activity of peptides obtained from porcine myofibrillar proteins by protease treatment [J]. Journal of Agricultural and Food Chemistry, 2003, 51: 3661-3667.

[133] Hausch F, Shan L, Santiago N A, et al. Intestinal digestive resistance of immunodominant gliadin peptides [J]. Am J Physiology Gastrointestinal Liver Physiology, 2002, 283: 996-1003.

[134] Gauthier S F, Pouliot Y, Saint-Sauveur D. Immunomodulatory peptides obtained by the enzymatic hydrolysis of whey proteins [J]. International Dairy Journal, 2006, 16: 1315-1323.

[135] Gill H S, Doull F, Rutherfurd K J, et al. Immunoregulatory peptides in bovine milk

[J]. The British Journal of Nutrition，2000，84 (S1)：111-117.

[136] 王连芬，庞广昌，白玉．螺旋藻蛋白的胃蛋白酶酶解肽对细胞因子的影响 [J]. 食品科学，2008，29 (10)：563-568.

[137] 刘亚梅，陈群，薛雨芳．中医热证本质研究进展及思考 [J]. 安徽中医学院学报，1999，18 (2)：54-59.

[138] 刘亚梅．中医实热证、虚热证实验研究新探 [J]. 中医药学报，2006，34 (2)：58-61.

[139] 刘培禄．对寒热症状的理解 [J]. 北京中医药大学学报（中医临床版），2003，10 (3)：53.

[140] 周永生，樊雅莉，张宇鹏，等．大鼠虚热证模型的研制 [J]. 中国中医基础医学杂志，2001，7 (9)：23-27.

[141] Anderson N L，Anderson N G. The human plasma proteome history，character and diagnostic prospects [J]. Molecular Cell Proteomics，2002，1 (11)：845-850.

[142] Tirumalai R S，Chan K C，Prieto D A，et al. Characterization of the low molecular weight human serum proteome [J]. Molecular Cell Proteome，2003，2：1096-1103.

[143] Li J，Zhang Z，Rosenzweig J. Proteomics and bioinformatics approaches for identification of serum biomarkers to detect breast cancer [J]. Clinical Chemistry，2002，48 (8)：1296-1304.

[144] Chen Y D，Zheng S，Yu J K，et al. Artificial neural networks analysis of surface-enhanced laser desorption/ionization mass spectra of serum protein pattern distinguishes colorectal cancer from healthy population [J]. Clinic Cancer Research，2004，10 (24)：8380-8385.

[145] Adam B L，Qu Y，Davis J W，et al. Serum protein fingerprinting coupled with a pattern-matching algorithm distinguishes prostate cancer from benign prostate hyperplasia and health men [J]. Cancer Research，2001，62：3606-3614.

[146] Diamandis E P. Mass spectrometry as a diagnostic and a cancer biomarker discovery tool，opportunities and potential limitations [J]. Molecular and Cellular Proteomics，2004，3：367-378.

[147] Florian-Kujawski M，Hussain W，Chyna B，et al. Biomarker profiling of plasma from acute coronary syndrome patients [J]. Application of Protein Chip Array Analysis，2004，23：246-254.

[148] Zhang Z，Bast Jr R C，Yu Y. Three biomarkers identified from serum proteomic analysis for the detection of early stage ovarian cancer [J]. Cancer Research，2004，64 (16)：

5882-5890.

[149] Adam B L，Qu Y，Davis J W. Serum proteinfinger printing coupled with a pattern-matching algorithm distinguishes prostate cancer from benign prostate and healthy men [J]. Cancer Research，2002，62 (13)：3609-3614.

[150] Liotta L A，Petricoin E F. Serum peptidome for cancer detection，spinning biologic trash into diagnostic gold [J]. Journal of Clinical Investigation，2006，116：26-30.

[151] Senunes O J，Feng Z，Adma B L，et al. Evaluation of serum Protein Profiling by Surface-enhanced laser desorption/ionization time-of-flight mass spectrometry for the detection of Prostate cancer 1. Assessment of Platform reprodueibility [J]. Clinical Chemistry，2005，51 (1)：102-112.

[152] 余捷凯．蛋白质质谱高通量分析平台的建立及其在消化道肿瘤中的应用性研究 [D]. 杭州：浙江大学，2006.